TERMINAISONS NERVEUSES

DANS LES

MUSCLES DE LA LANGUE

ET DANS

SA MEMBRANE MUQUEUSE

(ANATOMIE ET PHYSIOLOGIE)

PAR

LE Dr PAUL LANNEGRACE,

Prosecteur à la Faculté de Médecine de Montpellier.

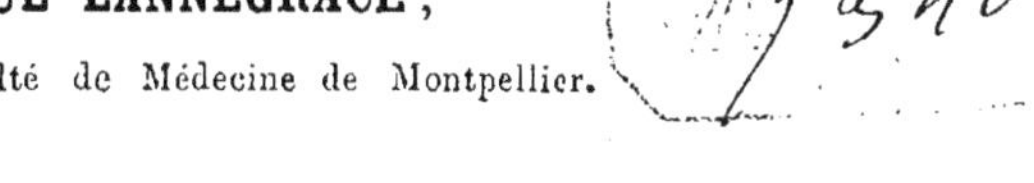

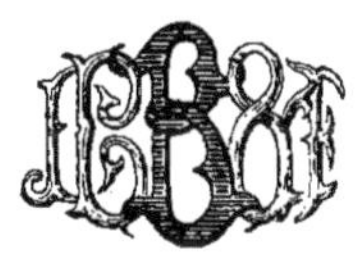

PARIS

LIBRAIRIE J.-B. BAILLIÈRE ET FILS

RUE HAUTEFEUILLE, 19, PRÈS LE BOULEVARD SAINT-GERMAIN

1878

TERMINAISONS NERVEUSES

DANS LES

MUSCLES DE LA LANGUE

ET DANS

SA MEMBRANE MUQUEUSE

(ANATOMIE ET PHYSIOLOGIE)

AVANT-PROPOS

Le sujet que j'ai à traiter, peut être envisagé à deux points de vue : 1° au point de vue des modes de terminaison des nerfs ; 2° au point de vue du champ de distribution des nerfs.

J'ai donc cherché la façon dont les différents nerfs se terminent dans les divers éléments de la muqueuse ou des muscles de la langue ; et j'ai surtout étudié les organes terminaux des nerfs de sensibilité. La littérature de notre pays est peu riche sur le sujet des organes de la gustation ; j'ai cru être utile en la dotant d'une traduction du travail encore récent d'Engelmann qui m'a paru être le plus complet et le plus consciencieux sur la matière et résumer assez bien les travaux antérieurs. Puis j'ai abordé la question des fonctions de ces organes terminaux ; mais je me suis peu étendu su ce sujet, la science en étant encore réduite aux hypothèses.

Je me suis ensuite attaché à déterminer dans quels éléments de la langue se rendent respectivement les différents nerfs ; quels sont les nerfs des muscles, les nerfs des vaisseaux, les nerfs des glandes, les nerfs de la gustation, les nerfs du tact ? L'anatomie est impuissante à résoudre ce problème. Aussi ai-je dû, pour cette partie de mon travail, faire surtout appel à la physiologie. J'ai trouvé de nombreuses observations, de nombreuses expériences sur les nerfs de la langue ; je me suis efforcé de les classer de façon à pouvoir en présenter les conclusions dans un ordre aussi compréhensible que possible, Dans mes lectures, j'ai eu à relever beaucoup d'exagérations. Aussi je me suis attaché à ne tirer des expériences, dont j'ai lu les relations, que les conséquences strictement légitimes.

PREMIÈRE PARTIE

MODE DE TERMINAISON DES NERFS DANS LA LANGUE

I

TERMINAISONS DES NERFS DANS LES MUSCLES LES VAISSEAUX, LES GLANDES

La terminaison des nerfs dans les muscles de la langue n'a attiré l'attention spéciale d'aucun histologiste. Il était cependant intéressant de rechercher si l'organe terminal du nerf moteur était ici le même que dans les autres muscles striés. On sait, en effet, que les fibres musculaires de la langue présentent entre elles des anastomoses, tout comme celles du cœur. J'ai recherché ce point d'anatomie dans le laboratoire du Collége de France; j'ai pu me convaincre que les organes terminaux des nerfs moteurs n'offraient aucune particularité spéciale. Mais ce qui frappe immédiatement l'observateur, c'est la richesse des muscles de la langue en fibres nerveuses, richesse telle qu'aucun autre muscle de l'économie ne saurait leur être comparé.

On tend à admettre, depuis certaine expérience physiologique de Carl Sachs (Archiv de Reichert et de Dubois-Reymond, 1874), comme bien démontré : que les muscles possèdent une sensibilité spéciale, desservie par des nerfs particuliers. Les nerfs sensitifs de la langue devraient donc être distingués en nerfs sensitifs des muscles et nerfs sensitifs de la muqueuse. Cette division me paraît légitime : nous verrons plus tard que les muscles de la langue, en particulier, paraissent être le point de départ de sensations douloureuses, très-obtuses, il est vrai.

Mais l'expérience de Carl Sachs ne me paraît pas aussi concluante qu'on a voulu le dire ; elle me semble passible d'une grave objection. Cet auteur isole le couturier de façon à ce qu'il ne soit plus en rapport avec le reste du corps que par le nerf qui l'anime ; et, en excitant le nerf de ce muscle ainsi isolé, il provoque des convulsions réflexes tout comme on en produit en excitant le bout central d'un nerf sensible quelconque. Mais le couturier est un muscle sous-cutané; chez l'homme, le nerf du couturier, ou nerf musculo-cutané, est mixte; les filets moteurs s'arrêtent dans le muscle ; les filets sensitifs traversent le muscle pour aller à la peau sous le nom de *perforants*. Chez la grenouille, M. Sachs ne s'est pas convaincu que le muscle n'était pas traversé par des filets nerveux semblables, destinés à la peau, filets nerveux que l'analogie nous porte à admetrre. On peut donc lui objecter que les convulsions réflexes observées étaient dues : non à l'irritation des filets sensibles musculaires, mais à l'irritation des filets nerveux cutanés accolés aux filets moteurs du couturier. — Cet auteur prétend, il est vrai, avoir trouvé, outre les terminaisons nerveuses dans l'épaisseur des fibres musculaires, des extrémités nerveuses qui formeraient un réseau délicat en dehors du sarcolemme et décriraient des spires, comme le fait le lierre autour d'un tronc d'arbre, de telle sorte que la sensation de la contraction musculaire résulterait de la pression mécanique que la fibre musculaire, au moment de son raccourcissement, exerce sur ce réseau nerveux périphérique. Mais les résultats microscopiques de Sachs demandent à être confirmés. Nous sommes encore dans l'incertitude la plus complète au sujet du mode de terminaison des nerfs sensitifs dans les muscles.

Quant à la terminaison des nerfs (dans les glandes et les vaissseaux, elle n'est pas mieux connue dans la langue qu'ailleurs. Nous ne savons rien sur la terminaison des nerfs dans les glandes. Quant aux nerfs vasculaires, nous n'avons qu'un détail spécial à signaler : à savoir que les amas ganglionnaires, que l'on trouve sur les branches des trois plexus (fondamental, intermédiaire, intramusculaire) des nerfs vasculaires, sont plus abondants dans les vaisseaux de la langue que dans la plupart des autres régions du corps.

II

TERMINAISONS DES NERFS DANS LES CORPUSCULES SENSITIFS

DITS DE PACINI, KRAUSE, MEISSNER

La muqueuse linguale possède, de même que la peau, des corpuscules de Pacini, des corpuscules de Meissner et des corpuscules de Krause. La plupart des histologistes allemands tendaient à considérer ces trois espèces de corpuscules comme formant une famille naturelle, comme des dérivés d'un même type, lorsqu'en 1868 M. Rouget démontra (1) : 1° que les corpuscules de Krause et de Meissner sont des formes secondaires d'un même type, formes plus simples dans un cas, plus compliquées dans l'autre, mais ne présentant pas de différences essentielles ; 2° qu'ils ne présentent aucune analogie de structure avec les corpuscules de Pacini. Je confondrai donc les corpuscules de Krause et de Meissner sous le nom commun d'*organes tactiles* et je les étudierai simultanément :

A. — *Corpuscules de Pacini.* — Ils ont été signalés dans la langue dans ces derniers temps par Ditlevsen et Asper ; le premier prétend

(1) Ch. Rouget. — Corpuscules nerveux de la peau et des muqueuses (Archives de phys. norm. et path., 1868).

qu'ils correspondent aux terminaisons des nerfs de la gustation; le second les a trouvés assez abondants. Leur structure ne présente du reste aucune particularité spéciale; ils auraient dans la langue les mêmes caractères que dans les autres régions du corps.

B. — *Organes du tact.* — Les organes tactiles de la langue ont été dans ces derniers temps l'objet de travaux nombreux, d'une importance capitale. La véritable portée de ces travaux nécessite, pour être bien comprise, un rapide aperçu sur l'histoire anatomique des corpuscules du tact.

Krause et Meissner décrivirent ces corpuscules comme constitués : 1° par des fibres nerveuses terminales, consistant en un ou plusieurs tubes nerveux pâles, qui pénètrent brusquement dans le corpuscule et se terminent toujours par une extrémité libre fréquemment renflée en massue; 2° par une masse centrale finement granulée, de substance conjonctive, renfermant parfois des noyaux de nature conjonctive aussi, et servant de support et de soutien à la fibre nerveuse; 3° d'une enveloppe formée de tissu conjonctif ordinaire, avec des noyaux caractéristiques de ce tissu et transversalement placés, que la plupart des auteurs allemands ont depuis décrits sous le nom d'*éléments transversaux.*

Or, des divergences d'opinion devaient se produire sur ces trois parties constituantes; car on discute encore et sur la terminaison du nerf après qu'ils s'est mis en contact avec le corpuscule, et sur la nature des eléments transversaux, et enfin sur la nature même de la substance dont le corpuscule est constitué.

En 1868, Rouget avança que dans les corpuscules les plus simples, dits de Krause: — « Un tube nerveux à double contour s'enroule vers sa terminaison, se dépouille de sa couche médullaire et se renfle en s'épanouissant en une masse de substance nerveuse identique à celle du cylinder axis et munie de noyaux, masse n'ayant d'autres enveloppes que la gaîne de Schwann. » Dans les corpuscules plus complexes dits de Meissner, la substance centrale est aussi nerveuse, munie de noyaux, et résulte de l'épanouissement des cylindres d'axe; les stries transversales que l'on voit à la surface sont dues aux tours de spire serrés décrits par des fibres nerveuses sans moëlle; celles ci portent des noyaux allongés transversalement, qui dénotent la persistance de la gaîne de Schwann. M. Rouget affirme que « c'est une grave erreur que d'admettre trace d'un tube nerveux à double contour, ni même d'une fibre sans moëlle au sein de la substance centrale. »

Langerhans (1) a été amené, par ses consciencieuses recherches sur la peau, à considérer les corpuscules du tact comme constitués par une masse cellulaire pleine, composée de grandes cellules plates à noyaux volumineux, ronds et clairs, entourés d'une très-mince couche de protoplasma. Entre ces cellules plates existent des renflements en bouton, reliés par des filaments fins aux fibres nerveuses. La coloration noire consécutive à l'action de l'acide osmique amène Langerhans à conclure que la myéline existe même autour des boutons terminaux. L'histologiste allemand n'a pu déterminer ce que devenait la gaîne de Schwann ; mais il incline à penser qu'elle se prolonge jusque sur les boutons terminaux auxquels elle formerait une enveloppe. — On peut reprocher à Langerhans de n'avoir pas nettement indiqué le parcours des fibres nerveuses terminales dans le corpuscule du tact.

G. Thin, après de nombreuses recherches faites à Vienne dans le laboratoire de Stricker (1), divise les corpuscules du tact en *simples* et *composés*. Le corpuscule simple se compose d'un corps plus ou moins arrondi entouré d'une capsule. Le corpuscule composé est constitué par plusieurs corps semblables superposés dans le sens de la hauteur de la papille, entourés chacun par une capsule et contenus tous dans une capsule commune de forme oblongue ; Thin appelle ces corps *membres du corpuscule composé*. — Chaque corpuscule simple et chacun des membres du corpuscule composé serait pénétré par une fibre nerveuse et rien qu'une. — Le nerf pénètre dans la substance du corpuscule, soit directement soit après avoir décrit autour de ce dernier un ou plusieurs tours de spire; si le corpuscule du tact est simple, le nerf, aussitôt qu'il a traversé la capsule, pénètre dans l'intérieur de celui-ci; si le corpuscule est composé, il gagne, après avoir perforé la capsule commune, le membre auquel il est destiné soit en droite ligne, soit en se contournant en spirale, les tours de spire étant le plus souvent logés dans les séparations des segments ou membres. — En pénétrant dans le corpuscule, le tube nerveux ne perd point sa myéline; l'auteur ne l'a point vu se diviser, soit avant, soit après son entrée dans la capsule. La conclusion qui découle de ces faits est que chaque corpuscule simple et chaque membre du corpuscule composé représente la terminaison d'une seule fibre à moelle. — Quant au stroma du corpuscule simple, Thin le définit un lacis très-serré de cellules et de fibres élastiques; les noyaux de ces cellules intérieures constitueraient les éléments transversaux des Allemands. — La capsule du corpuscule est formée par une couche de tissu élastique, provenant des prolongements anastomosés des cellules. — Les cellules qui constituent la masse du corpuscule n'auraient aucune connexion

(1) Langerhans (Arch. f. mikr. Anat, 1873, p. 726.

(1) Thin (Journal of Anatomy and Physiology. vol VI-1)

avec les fibres nerveuses. — Ainsi donc Thin encore est muet sur la véritable terminaison du nerf.

Telles étaient les notions que la science possédait sur les organes tactiles, en 1875, lorsque leur étude dans la langue des oiseaux vint jeter un nouveau jour sur la question. Il y a déjà longtemps, Leydig (1) et d'autres auteurs avaient signalé l'existence de corps de Pacini dans le bec de quelques oiseaux. En recherchant ces corps, Grandry (2) trouva, dans le bec du canard domestique, des corpuscules particuliers qu'il considéra comme des organes nerveux terminaux, sans pouvoir démontrer leur connexion intime avec les nerfs. En 1875, Merkel (3) montra que les corpuscules de ce dernier auteur sont les analogues des corpuscules de Meissner. Les éléments des organes tactiles de la langue du canard sont des cellules transparentes, assez grandes (0,056 mill.), à noyau volumineux et arrondi. Ces éléments ressemblent, par leur forme, à une sphère comprimée, et l'on voit s'y terminer des tubes nerveux à moelle. — Ces cellules du tact peuvent se superposer au nombre de deux; d'autres s'empilent les unes au-dessus des autres, et leur ensemble forme des corpuscules composés. — Dans le protoplasma de chacune de ces cellules, on voit se terminer la même fibre-axe pâle. Chez l'homme et les mammifères, on observe également deux cellules du tact dans les couches les plus inférieures de l'épithélium pavimenteux stratifié.

Les organes décrits par Merkel existeraient, d'après cet auteur, non pas seulement dans la langue et le bec des oiseaux, mais encore dans l'organisme dee mammifères, près des poils du tact, aux lèvres, aux paupières, à la plante des pieds, aux oreilles, dans tous les points, en un mot, que l'on a décrits comme étant le siége des corpuscules du tact. Aussi Frey considère-t-il le corpuscule du tact de l'homme,

(1) Leydig (*Histologie de l'homme et des animaux*, trad. franç., p. 222.)

(2) Grandry (*Journal de l'anat. et de la phys.*, p. 383. 1869).

(3) Merkel (*Arch. f. Mikr. Anat.*, p. 636, vol. XI). — Voir Frey, *Traité d'histologie*, 2e édit. franç., p. 320.

comme un ensemble de plusieurs séries de cellules tactiles empilées les unes au-dessus des autres, et dont chacune doit recevoir un tube terminal nerveux pâle. — Les images qui rappellent des noyaux allongés, à direction oblique ou transversale, représentent des portions de fibres nerveuses à moelle et sans moelle, puis les surfaces de séparation des cellules du tact, et peut-être aussi des lacunes situées entre ces éléments.

En même temps que le travail de Merkel, paraissait un travail de Longworth (1), qui décrivait la masse centrale des corpuscules de Krause comme composée de cellules à noyau, serrées les unes contre les autres; cet auteur avança que les nerfs se terminaient dans ces cellules.

En 1876 (2) Asper, élève de Frey, reprenait le travail de Merkel et étudiait à son tour les organes du tact dans les parties molles de la langue des oiseaux. Ces organes seraient constitués par des cellules jumelles, très belles, munies d'un noyau rond, vésiculeux, renfermant un nucléole. Entre ces deux éléments cellulaires accolés existe une ligne de séparation colorée en noir par l'acide osmique; Merkel pense qu'il s'agit là des filets nerveux étalés, épanouis en quelque sorte entre les deux cellules. C'est ce dernier fait qu'Asper a désiré constater; or, il a bien vu des filets nerveux en contiguité avec une des deux cellules, mais il n'a jamais pu les suivre avec certitude dans la ligne de séparation; il est donc difficile de décider si la portion intermédiaire colorée est constituée par des filets nerveux, élargis et étalés, ou si elle ne représente pas un intervalle graisseux, qui lui-même serait noirci par l'acide osmique. Asper prétend avoir observé la pénétration d'un filet nerveux dans un corpuscule composé de quatre éléments cellulaires; le filet nerveux abandonnait à chaque cellule un ramuscule extrêmement délicat.

Il a été impossible à Asper de retrouver les organes tactiles qu'il décrit, ailleurs que chez le canard et l'oie.

(1) Longworth (*Archiv. f. Mikr. Anat.*, vol. XI, p. 653).
(2) Asper (*Centralbl. f. d. med. Wissensch.* n° 9, 1876).

Enfin, dernièrement, M. Ranvier lui-même a étudié la terminaison des nerfs dans les corpuscules du tact. Son travail est trop important pour que je ne le reproduise pas textuellement : « Les corpuscules du tact existent à un état de grande simplicité dans la langue et le bec du canard domestique. Ils sont abondants dans la peau qui borde le bec et dans les papilles molles, qui, par leur réunion, forment un coussinet allongé de chaque côté de la crête médiane et cornée de la langue. Ces corpuscules sont constitués par deux, trois, quatre ou un plus grand nombre de grosses cellules, disposées en pile régulière les unes au-dessus des autres. Le groupe que forment ces cellules est entouré d'une capsule lamelleuse, doublée d'une couche endothéliale continue. — Les cellules du corpuscule du tact sont globuleuses à la manière des cellules du cartilage d'ossification. Elles contiennent un noyau sphérique, limité par un double contour et muni d'un ou de deux nucléoles volumineux, arrondis et réfringents. Lorsque deux cellules seulement composent un corpuscule du tact, elles sont hémisphériques, et leurs faces planes sont appliquées l'une sur l'autre. S'il entre plus de deux cellules dans un corpuscule, les deux extrêmes sont hémisphériques, tandis que les autres présentent deux faces aplaties qui correspondent à des faces semblables de leurs voisines.— En général, chaque corpuscule du tact reçoit un seul tube nerveux. Ce tube nerveux est constitué comme toutes les fibres nerveuses à myéline qui cheminent isolément dans les tissus, par une première gaîne, la gaîne de Henle, une seconde gaîne, la gaîne de Schwann, caractérisée par les étranglements annulaires ; une gaîne médullaire ; enfin un cylindre-axe. La gaîne médullaire disparaît du tube nerveux au niveau ou à une faible distance du corpuscule auquel il est destiné ; la gaîne de Henle s'unit et se confond avec la capsule de ce corpuscule; le cylindre-axe (entouré de la gaîne de Schwann?) continue son trajet. Arrivé à l'espace intercellulaire unique du corpuscule ; si celui-ci est composé de deux cellules seulement, il y pénètre et s'élargit en formant un disque que j'appellerai *disque tactile;* c'est là le point important de cette communication. — Le disque tactile a une forme nummulaire, son bord est arrondi ; il est constitué par une substance d'apparence homogène à un faible grossissement, se colorant en gris sous l'influence de l'acide osmique, et en violet plus ou moins foncé sous celle du chlorure d'or. Il est souple, et, dans les préparations histologiques, il se montre souvent gauchi par suite du dérangement amené dans les tissus sous l'influence des réactifs ou de l'instrument qui a servi à faire les coupes. Placé entre les faces planes des deux cellules du corpuscule simple que je considère en ce moment, le disque tactile ne les déborde jamais. Son diamètre est même inférieur à celui de ces cellules qui, se touchant au delà de son bord, l'enveloppent de toutes parts et le contiennent comme le ferait une boîte dont le fond et le couvercle seraient identiques. Lorsque trois cellules entrent dans la composition d'un corpuscule du tact, il y a deux disques tactiles ; s'il y a quatre cellules, trois disques. En un mot, a représentant le nombre des disques, b celui des cellules, $a = b - 1$. De ce fait, il ressort avec la plus grande évidence que *les cellules des corpuscules du tact ne sauraient être considérées comme des organes nerveux terminaux.* — Le tube nerveux, qui se distribue aux disques d'un corpuscule du tact composé de $2 + n$ cellules, affecte des dispositions variées. Parfois il a un trajet direct et il émet à chaque intervalle cellulaire une branche qui vient s'attacher à un disque spécial. D'autres fois, il s'engage tout entier dans un espace intercellulaire, s'élargit pour former un disque tactile et se reconstitue au pôle opposé, au niveau duquel il chemine pour aller se jeter dans le disque suivant.

Un fait important pour la physiologie des nerfs sensitifs, c'est que parfois une tube nerveux, qui a déjà fourni à un corpuscule une ramification latérale, se divise et donne une branche secondaire qui va se terminer dans un corpuscule voisin. — Sur une coupe bien réussie d'un corpuscule du tact, faite après macération de 24 heures dans une solution d'acide osmique à 1 pour 100 et traitée ensuite par le chlorure double d'or et de potassium à 1 pour 10,000, les cellules présentent des stries parallèles entre elles, légèrement incurvées et dont la direction générale est perpendiculaire à leur face plane. Dans les mêmes conditions, le disque tactile apparaît granulé lorsque la section est perpendiculaire à sa fibre nerveuse : cet aspect granulé est dû à la coupe de fibrilles provenant de l'épanouissement du cylindre axe.... Ranvier ajoute que les corpuscules du tact des doigts de l'homme ont une constitution, bien que plus complexe, entièrement comparable à celle des corpuscules de la langue et du bec des Palmipèdes. » (Ranvier. — Communication à l'Acad. des sciences. 26 nov. 1877.)

En résumé, toutes les études faites sur les organes tactiles par les histologistes les plus éminents, ou sous leur inspiration, concordent pour démontrer la nature cellulaire de ces organes. Rouget avait déjà vu, écrit et figuré que « la masse centrale du corpuscule semble former des amas séparés par des fissures », et que l'on constate des noyaux dans ces amas; la fig. V de la planche II de son mémoire, qui représente une coupe de corpuscule, est très-démonstrative à cet égard. — Mais c'est aux histologistes allemands que revient l'honneur d'avoir fortement insisté sur la composition cellulaire des corpuscules du tact. — Aujourd'hui le désaccord règne encore sur les véritables rapports du tube nerveux avec les cellules intracorpusculaires. Les Allemands veulent que le filament nerveux se perde dans l'intérieur des cellules; mais leurs figures, loin d'entraîner la conviction, semblent au contraire venir à l'appui de l'opinion adverse, émise déjà en 1873 par Langerhans et aujourd'hui fermement énoncée par Ranvier, à savoir : que les filaments nerveux se terminent entre les cellules par des boutons ou disques. Le savant professeur du collége de France a eu la bienveillance de placer sous mes yeux ses diverses préparations sur les corpuscules du tact et les dessins qu'il en a faits à la chambre claire. Elles sont on ne peut plus nettes et démonstratives; le premier venu peut y lire directement et très-distinctement les propositions formulées par M. Ranvier dans sa note à l'Académie.

Maintenant que nous possédons des notions assez précises sur les organes du tact, nous pouvons apprécier à sa juste valeur, et comprendre la description que Letzerich (1) a donné des terminaisons des nerfs du goût chez les mammifères. Cet auteur prétendait que le nerf du goût se terminait dans toutes les papilles, chez le chat, le veau, la belette, par des vésicules aplaties assez volumineuses, à membrane amorphe, et à gros noyaux. Les vésicules reposaient sur le réseau muqueux de la muqueuse linguale. « Elles ont, dit-il, deux sortes de prolongements, les uns en forme de mamelons, dirigés vers le tissu conjonctif de la muqueuse, et reliés à des nerfs à double contour, qui deviennent pâles au lieu de réunion. Le cylindre-axe se continue avec l'appendice mamelonné, rempli de protoplasma et se ramifie dichotomiquement à la face interne de la vésicule. » Ces ramifications supportent des corpuscules prismatiques, brillants, rappelant à s'y tromper les bâtonnets de la rétine. La vésicule elle-même est remplie d'une substance aqueuse, finement granuleuse. « Les prolongements de la seconde sorte sont bursiformes, dirigés vers la face superficielle de la muqueuse, et pénètrent jusqu'aux cellules épithéliales cornées, comme des replis de la membrane de la vésicule. Leur extrémité est toujours recouverte par une couche de cellules épithéliales... (2). »

Les auteurs allemands, qui ont essayé de faire la critique du travail de Letzerich, ne savent quelle interprétation lui donner; et ils se contentent de dire que les données de cet histologiste n'ont pas été confirmées. A mon avis, l'auteur allemand s'est mépris sur la signification des organes qu'il décrit; il a cru y voir des organes du goût, les a donnés comme tels; et en cela il est tombé dans l'erreur. Selon moi, Letzerich a vaguement entrevu la disposition des organes tactiles; il suffit de comparer la morphologie qu'il en fait avec celle de M. Ranvier, pour en être convaincu, et pour comprendre la nature de son erreur.

(1) Letzerich. Ueber die Endapparate der Geschmacks nerven. (*Med. Centralblatt* n° 32).

(2) Letzerich ne peut pas retrouver les organes du goût découverts déjà par Loven et Schwalbe.

III

TERMINAISON DES NERFS DANS LES ORGANES DE LA GUSTATION

En 1856, Schirmer (1) écrivait que la terminaison des nerfs du goût pouvait être recherchée au milieu des cellules épithéliales de la langue, de la même manière que Eckhard, Ecker et Max. Schluze l'avaient trouvée dans l'organe de l'odorat.

Meissner (2) adoptant ce conseil, rapportait cette même année qu'il lui avait semblé voir, sur les papilles fongiformes de la langue de la grenouille, une disposition des fibres nerveuses rappelant celle de ces mêmes fibres dans l'organe de l'olfaction.

L'année suivante, Billroth (3) trouvait aussi dans l'épithélium des papilles fongiformes de la langue de la grenouille une nouvelle espèce de cellules épithéliales plus petites et portant à leur partie inférieure un prolongement assez long terminé par un petit renflement. Il en fit les cellules terminales des fibres nerveuses. Ses conclusions furent repoussées par Fixen (4) et plus tard par Hoyer (5) qui faisaient ter-

(1) Schirmer, Nonnullæ de gustu disquisitiones (Dissertatio, Greifswald, 1856).

(2) Meissner, Bericht fur 1856, p. 594.

(3) Billroth, Deutsche Klinik, n° 21, 23 mai 1857 et Ueber die Epithelialzelle der Froschzunge, u. s. w. (Archiv f. Anat. u. Physiol., 1858, p. 159, taf. VII).

(4) Carolus Fixen. De linguæ raninæ texturâ disquisitiones microscopicæ, Dorpat, 1857.

(5) Hoyer, Mikroskop. Untersuch. uber die Zunge des Frosches (Archiv. f. Anat. u. Physiol., 1859, p. 481).

miner les nerfs dans le tissu conjonctif, soit par une extrémité effilée, soit par un renflement en massue.

Mais, en 1861, Ernst-Axel Key (1) retrouva les éléments spéciaux décrits par Billeroth, et les nomma cellules *gustatives* ou *à bâtonnet*. Ces cellules, d'après lui, portent deux prolongements : un périphérique, qui, né du pôle supérieur du corps de la cellule, arrive jusqu'à la surface libre de l'épithélium; l'autre central, qui, partant du pôle inférieur de la cellule, descend dans le tissu conjonctif, où il se continue avec une fibre nerveuse variqueuse.

Ces résultats, précis et bien observés, furent contestés par Hartmann (2).

Mais Engelmann (3), qui s'occupa le dernier de l'organe du goût chez la grenouille, y découvrit encore une nouvelle forme de cellules, qu'il appela *cellules en fourchette* (Gabelzellen), et en faveur desquelles il dépouilla les bâtonnets d'Axel Key de la fonction gustative. Ces bâtonnets ne sont plus pour lui que des cellules cylindriques ordinaires, tandis que les cellules en fourchette sont en rapport avec les dernières fibrilles nerveuses.

Parallèlement à ces résultats, souvent contradictoires, fournis par la langue des grenouilles, on s'avançait aussi au même but par l'étude des poissons.

C'est J. Leydig (4) qui, en 1851, découvrit dans la peau des poissons d'eau douce des organes particuliers de sensibilité, qu'il désigna sous

(1) E.-A. Key : Ueber die Endigungsweise der Geschmacksnerven in der Zunge des Frosches. (Archiv f. Anat. und Physiol. 1861, p. 329 Taf. VIII.)

(2) Hartmann : Ueber die Endigungsweise der Nerven in die Papillæ fungiformes der Froschzunge. (Archiv. f. Anat. und Physiol. 1863, p. 634, Taf. XVII et XVIII.)

(3) Th.-W. Engelmann : Ueber die Endigungsweise der Geschmacksnerven des Frosches. (Centralblatt 1867 n° 50.)

Ueber die Endigungen des Geschmacksnerven in der Zunge des Frosches. (Zeitschrift. f. wissensch. Zool. Bd. VIII, p. 142, Taf. IX. 1867.)

(4) F. Leydig : Ueber die Haut einiger Susswasserfische. (Zeitschr. f. wissench. Zool. Bd. III, p. 3. 1851.)

Traité d'histologie de l'homme et des animaux. Trad. franç.

le nom d'*organes caliciformes* ou *cipuliformes*. Il les considérait comme des organes du tact.

Dix ans plus tard, J.-E. Schulze (1) faisait connaître la structure de ces organes, où il distinguait deux éléments : les *cellules de soutien* et les *cellules nerveuses terminales*, avec un prolongement périphérique gagnant la surface libre et un prolongement central, allant se réunir avec des fibres nerveuses. Ayant découvert ces organes dans la muqueuse bucco-branchiale des mêmes poissons, Schulze démontra qu'ils étaient innervés par le glosso-pharyngien et en fit des organes du goût.

En 1867, presque en même temps, Schwalbe (2) et Lovèn (3) découvrirent ces organes caliciformes, qu'ils nommèrent : le premier, *calices du goût* (Schmeckbecher); le second, boutons gustatifs (Smakbulber) dans les papilles caliciformes et fongiformes des mammifères. Ces corps se trouvent contenus dans une lacune en forme de bouteille à long col, s'ouvrant à la surface et creusée dans l'épithélium. Schwalbe considéra d'abord toutes les cellules de ces organes comme gustatives et en relation avec les fibres nerveuses ; tandis que Lovèn en distingua deux espèces : cellules de soutien ou de recouvrement, et cellules à bâtonnets ou nerveuses; Schwalbe accepta plus tard cette distinction.

Verson (4) retrouva ces formations dans la moitié de la face supérieure de l'épiglotte. D'après Letzerich (5), dont les recherches n'ont

(1) F.-E. Schulze : Ueber die becherformigen Organe der Fische. (Zeitschrif f. wissensch. zool. 1863. Bd. XII, p 218.)

(2) Schwalbe : Ueber das Epithel der Papillæ vallatæ. (Archiv. f. mik. Anat. Bd. III, p. 504.)

Zur Kentniss der Papillæ fungiformes der Saugethiere (Med. Centralblatt, n° 28.)

Ueber die Geschmacksorgane der Saügethiere U. des Mensch. (Archiv. f. mikr. Anat. Bd. IV. Helft 2.)

(3) Loven : Beitrage zur Kentniss von Bau der Geschmackswarzchen der Saugethiere. (Archiv. f. mikr. Anat. Bd. IV.)

(4) Verson : Beitrag z. Kentniss des Kehlkopfs und der Trachea.

(5) Letzerich : Ueber die Endapparate der Geschmacksnerven (Med. Centralblatt 1868) et (Virchow's Archiv. Bd. XLV, p. 9, n° 32, Taf. I).

pas encore été confirmées, les organes du goût qu'on trouve dans les papilles fongiformes du chat, du veau, de la belette, seraient formés par une vésicule aplatie pourvu de deux prolongements, l'un périphérique, l'autre central.

En 1870, von Wiss (1) a trouvé les organes caliciformes du goût dans la papille foliacée du lapin et y a décrit les cellules de soutien et les bâtonnets. Krause (2) les décrivait à la même époque dans les papilles de l'homme sous le nom de *renflement épithélial*, où il distinguait des cellules fusiformes, des bâtonnets et des cellules en fourchette.

A la même époque, F.-E. Schulze (3) retrouvait ces renflements dans la cavité bucco-branchiale des têtards de grenouille.

Enfin, en 1872, A. K. V. Ajtai (4) et J. G. Ditlevsen (5) ont trouvé les bulbes ou renflements gustatifs dans les papilles foliacées de beaucoup d'autres mammifères, avec les cellules en fourchette et les bâtonnets.

Tel est l'historique que M. Viault a donné de la question dans les Archives de zoologie expérimentale de Lacaze-Duthiers (oct. 1873), d'après les indications du travail d'Engelman.

Bientôt après le mémoire d'Engelman, paraissait un travail de Sertoli (6) sur les nerfs du goût.

Enfin Todaro (7) publiait en 1874 ses recherches sur les organes du

(1) H. von Wiss : Ueber ein neues Geschmacksorgane auf der Zunge des Kanicheus (Centralblatt 1869 n° 35 p. 548). Die becherformigen Organe der Zunge (Archiv f. mikr. Anat. Bd. VI, 1870 p. 237. Taf. XV.

(2) Krause : Die Nervendigung in der Zunge des Menschen (Göttinger gelehrte Nachrichten, 1870. p. 423).

(3) F. Schulze : Die Geschmacksorgane der Froschlarven. (Archiv f. mikr. Anat. Bd. VI 1870, p. 407.

(4) Ajtai : Ein Beitr. z. Kentn. der Geschmacksorgane (Arch. f. mikr. Anat. VIII, p. 407)

(5) Ditlevsen : Undersögelse over Smagslögene paa Tungen hos Pattedryjene og Mennesket Kjöbenharn, 1872.

(6) Sertoli : Osservationi sulle terminazioni dei nervi del gusto (Gazetta médioo-veterinaria IV, n° 2). En allemand dans : Untersuchungen zur Naturlehre von Moleschott.

(7) Todaro : Organes du goût des Sélaciens, travail du laboratoire d'anatomie de l'Université de Rome (1873). Analyse et traduction dans Archives de zoologie expérimentale de Lacaze-Duthiers, 1873, n° 4.

Organes du goût chez les Sauriens (Academia dei Lincei 1876, p. 7-9.

goût des Sélaciens, et donnait une confirmation complète aux idées nouvelles. En 1876, il étudiait les organes du goût chez les Sauriens; je n'ai pas pu me procurer ce dernier mémoire, et je regrette de ne pouvoir en donner l'analyse; il est du reste peu étendu puisqu'il ne comprend que deux pages.

On aura une connaissance complète du sujet, si en outre des mémoires originaux déjà cités, on veut bien lire le remarquable article *Zunge*, par Klein, dans *Stricker's Handbucht*. I, p. 361 (1). Je conseille aussi de consulter : Krause, Anat. générale, 1874; Kolliker;— Frey, 2e édition française.

Il faut bien l'avouer, la question de la terminaison des nerfs dans les organes du goût a été surtout élucidée par les Allemands et les Italiens. De tous les travaux qui ont paru sur la matière, les plus complets sont ceux d'Engelmann pour les organes du goût chez les mammifères et les batraciens, et celui de Todaro pour les organes du goût chez les Sélaciens.

J'ai cru qu'il y avait utilité à donner la traduction fidèle du mémoire du premier de ces deux auteurs, et le résumé du mémoire du second.

A. — *Organe du goût chez l'homme et les mammifères* (2).

Depuis longtemps déjà en physiologie humaine, on connait les lieux de terminaison des nerfs du goût. Ce sont : la face supérieure de la base de la langue, (spécialement les papilles caliciformes *circumvallatæ*), les bords et la pointe de la langue, et sans doute aussi les parties molles de la partie antérieure du pharynx. Des observations et des expériences ont depuis rendu vraisemblable qu'il existe différents modes de terminaison, et que ces terminaisons ne sont pas uniformément répandues dans toutes ces régions gustatives. Ce sont encore des recherches microscopiques toutes récentes, qui nous ont fait connaître

(1) Handbuch der Lehre von den Geweben des Menschen und der Thiere von S. Stricker. Leipzig 1872, Wilhelm Engelmann.

(2) Th. W. Engelmann. Die Geschmacksorgane. Stricker's Handb. 1872. Lief. 4 p. 822.

les organes que l'on doit définitivement considérer comme les terminaisons des nerfs du goût chez les mammifères. Indépendamment l'un de l'autre, Ch. Lovèn et G. Schwalbe ont découvert dans les couches de l'épithelium pavimenteux, qui revêt les papilles caliciformes de la langue des mammifères, de nombreux petits groupes gemmiformes de cellules, groupes qui reposent sur les rameaux du glosso-pharyngien et qui ont reçu de Lovèn le nom de *corpuscules du goût* (Geschmaks-zwiebeln ou Geschmacksknospen) et de Schwalbe celui de *cupules gustatives* (Schmeckbecher).

Ces organes ont été déjà reconnus chez l'homme, le chien, le chat, le bœuf, le mouton, le chevreuil, le cheval, le cochon, le lièvre, le lapin, le cochon d'Inde, le rat et la souris.

Les corpuscules du goût sont situés dans des cavités de la muqueuse linguale, cavités qu'ils remplissent complètement. La forme de ces cavités est en général celle d'une bouteille renflée (d'un oignon ordinaire). Le fond de la bouteille repose sur la face supérieure du tissu conjonctif de la muqueuse; le col de la bouteille étroit et court traverse la couche cornée de l'épithélium et débouche à la face supérieure par une ouverture circulaire, que l'on peut appeler *pore gustatif* (Geschmacksporus).

Le diamètre longitudinal du corpuscule, qui dépasse toujours le plus grand diamètre transverse, mesure, chez l'homme, de 0,077 à 0,081 millimètres. Sa plus grande épaisseur est d'environ $0^{mm}0396$. L'ouverture du pore est de $0^{mm}0027$ à $0^{mm}0045$ (Schwalbe).

Les corpuscules du goût revêtent d'ordinaire des formes différentes suivant les animaux; chez les uns (bœuf, cochon), ils sont allongés, presque trois fois aussi longs que larges; chez d'autres (lapin, chevreuil), ils sont plus ramassés sur eux-mêmes et à peine plus longs que larges. Les plus longs sont aussi les plus gros. La grosseur présente aussi quelques variations, et dans la même espèce et dans le même individu. Il est très-fréquent d'en trouver de plus grands et de plus petits sans ordre. Voici quelques mesures d'après Schwalbe :

Diamètre longitudinal du corpuscule en millimètre........	CHIEN	BOEUF	COCHON	LAPIN
	—	—	—	—
	0,072	0,072	0,055 à 0,130	0,045 à 0,070
Epaisseur maximum..	0,0306	0,048	0,020 à 0,052	0,03 à 0,045
Ouverture du pore du goût	0,0045	0,002 à 0,009	0,0027	0.003 à 0,0045

Les parties de la muqueuse linguale où sont situés les corpuscules du goût sont, avant tout, les parties latérales des papilles caliciformes; là, ils forment, souvent au nombre de plusieurs centaines, une large ceinture autour de la papille ; on les trouve rarement, il est vrai, et seulement dans quelques cas, sur les papilles fongiformes. Le lièvre et le lapin possèdent, en outre, de chaque côté de la base de la langue, une grande saillie ovale, coupée de dix à quatorze plis transversaux parallèles (*plis gustatifs, ou papilles foliacées*) qui cachent des centaines de corpuscules du goût. Si nous faisons abstraction des papilles fongiformes qui, çà et là, portent des corpuscules du goût sur leur face libre, nous trouvons toujours ces organes dans la partie protégée de la muqueuse linguale, au fond de sillons et au fond de cavités. Ainsi, sur les papilles caliciformes, on ne les trouve jamais dans l'épithélium du plateau, mais, au contraire, dans les parties latérales de la papille, dans le sillon circulaire : de même dans les organes latéraux de la langue des lapins, les corpuscules du goût ne se trouvent jamais sur le dos des plis gustatifs, mais bien dans leurs parties latérales, dans les sillons.

Structure des papilles et des sillons du goût.

Les papilles caliciformes, dont nous ne décrirons pas les nombreuses formes, consistent en une masse de tissu conjonctif ordinairement taillée en cône, qui est en rapport avec les couches de l'épithélium pavimenteux; le corps de la papille est occupé à sa partie supérieure par un grand nombre de papilles secondaires coniques ou plus ou moins allongées, qui, au bord de la face supérieure et sur le côté sont remplacées par des prolongement pectiniformes verticaux, c'est-à-dire parallèles à l'axe de la papille; entre ces prolongements se rencontrent des anfractuosités en forme de gouttière ; l'épithélium remplit complètement les cavités, de sorte que la face supérieure de la papille est partout complètement lisse et qu'elle ne présente point de trace des bosselures sous-jacentes (Lovèn). La couche d'épithélium est sensiblement plus puissante sur la face supérieure et aux endroits non protégés; cependant, dans le premier cas, elle est encore beaucoup plus mince que sur les autres parties de la langue. Sur la paroi du sillon, la couche d'épithélium est plus mince. Les corpuscules du goût sont toujours situés sur les cotés de la papille dans l'épithélium mince, et forment là une zone qui, du fond du sillon, remonte à peu près jusqu'à l'endroit où la face supérieure de la papille n'est plus protégée par les plis (Schwalbe). Cette zone fait comme le sillon le tour de la papille. Ce sillon est-il profond (brebis, cochon), la zone est large; est-il superficiel (cheval, par exemple), la zone est étroite. Chez l'homme, la moitié supérieure de la paroi latérale de la papille est ordinairement dépourvue de corpuscules du goût, bien que le sillon soit profond (Schwalbe). Comme les corpuscules du goût, en règle générale, sont fortement pressés les uns contre les autres (au plus haut degré chez l'homme, où ils se touchent, presque d'après Schwalbe), leur nombre sur une même papille est très-grand. Schwalbe l'évalue, pour une papille de moyenne grosseur, à 480 chez la brebis, à 1760 chez le bœuf; chez le cochon, qui n'a que deux papilles non circonscrites, chacune d'elles en porte à peu près 4760. En calculant toutes les papilles ensemble, on trouve chez la brebis 9600, chez le bœuf 35200, chez le cochon 9520 corpuscules. Chez l'homme et le chien (Schwalbe), chez le rat et le lapin (Lovèn), on rencontre aussi une réunion de corpuscules du goût sur la paroi du sillon opposée à la papille.

Les papilles fongiformes qui se rattachent par beaucoup d'intermédiaires aux papilles caliciformes, possèdent la même structure que ces dernières, cependant elles ne possèdent pas de ceinture de corpuscules du goût. Par contre, Lovèn a decouvert chez le veau, à la face supérieure libre, entre les papilles secondaires, des cupules gustatives isolées. Chez le lapin et le rat, il les a trouvées aussi sur quelques papilles fongiformes, mais en très-petit nombre. Schwalbe, qui doutait au début de leur présence sur les papilles fongiformes, les y a retrouvées plus tard, entre autres chez le cochon. Je les ai vues de mon côté chez la souris et le *chat* au moyen de coupes verticales. Chez l'homme, le chien et le veau, d'après Lovèn, on en rencontre beaucoup plus rarement.

Les deux *organes latéraux du goût* du lapin et du lièvre, mentionnés plus haut, paraissent jusqu'à présent, malgré leur grosseur, avoir échappé à l'attention. Et cependant ce sont des organes du goût par excellence. Chacun d'eux consiste en une région ovale, plate, coupée par 10 à 14 plis parallèles et située sur le côté de la base de la langue. Chez le lapin cet organe mesure, en longueur d'avant en arrière, de 5 à 6 mm., et en largeur 2,5 à 3,5 mm. Chez le lièvre, il est un peu plus gros.

Les plis sont séparés par de profonds sillons, au fond desquels s'ouvrent des glandes en acini. On distingue dans chaque pli le corps conjonctif qui porte trois plis secondaires, dont le moyen est plus large que les deux latéraux; la masse conjonctive est couverte d'épithélium pavimenteux stratifié, qui remplit complètement les rainures séparant les plis secondaires et possède sur le dos de chaque pli principal une épaisseur beaucoup plus grande que sur les parties latérales qui limitent les sillons. C'est sur ces parties latérales, suivant la grande longueur de chaque pli que sont situés les corpuscules du goût. Ils forment une large bande qui descend inférieurement jusqu'au milieu du sillon et remonte jusqu'à son bord libre. Les corpuscules du goût sont si rapprochés qu'ils se touchent presque. Chez le lapin, ils sont disposés en quatre rangées; chaque rang peut en contenir dans toute sa longueur environ quatre-vingts; pour chaque pli du goût, il y en a 620 et pour les deux organes du goût réunis, chacun comprenant douze plis, 14,880.

D'après les données de Schwalbe, le cochon présente deux organes semblables. Cependant ce pourrait n'être chez cet animal qu'une réunion de corpuscules du goût.

Comme nous venons de le voir, les corpuscules du goût sont situés dans des cavités de l'épithélium en forme de bouteilles, qu'ils remplissent complétement; les parois de cette cavité en forme de bouteille sont, à l'exception du fond qui repose sur le tissu conjonctif de la muqueuse, formées de cellules épithéliales. Au niveau du ventre de la bouteille, cet épithélium consiste en cellules de formes variées qui ont le caractère des éléments du corps de Malpighi, à savoir : protoplasma à fines granulations, noyau relativement gros, membrane indistincte. Les plus internes de ces cellules, qui s'enchaînent sur la paroi de la bouteille, ont la forme concavo-convexe d'un verre de montre ; en coupe transversale, elles sont falciformes. Au niveau du col de la bouteille et de son ouverture, c'est-à-dire du pore gustatif, l'épithélium a les propriétés de l'épithélium pavimenteux corné de la muqueuse buccale : forme lamellaire, membrane épaisse, contenu homogène, noyau aplati. La surface cornée, aux environs du point où siégent les corpuscules du goût, ne mesure que 0^{mm} 01 à 0^{mm} 02 d'épaisseur, et ne se distingue pas inférieurement de la couche de Malpighi. Le bord du pore est habituellement constitué par plusieurs cellules pressées les unes contre les autres, ou quelqueiois par une seule qui est percée à son centre d'une ouverture circulaire. Le bord de cette ouverture est fréquemment épaissi en anneau.

Les *corpuscules du goût* (*Geschmacksknospen*) ou *cupules gustatives* (*Schmeckbecher*), qui sont situés dans les cavités que nous venons de décrire, consistent chacun, suivant la grosseur du corpuscule, en un nombre de 15 à 30 cellules plus longues ou plus courtes, qui sont disposées comme les écailles d'un bulbe; elles constituent des rangées épaisses autour de l'axe du bulbe; les plus externes qui sont en contact avec la paroi de la cavité sont concaves, avec la concavité tournée en dedans; elles recouvrent les plus intérieures, qui sont d'autant plus droites qu'elles se rapprochent plus de l'axe. Il semble que tous les corpuscules du goût sont composés pour le moins de deux sortes de cellules : en premier lieu, de cellules qui ne s'éloignent pas essentiellement des cellules épithéliales ordinaires et qui ne sont pas en rapport avec les nerfs; en second lieu, de formations spéciales, différentiées à un haut degré, qui sont sans doute en rapport avec les ramuscules nerveux et que l'on peut désigner sous le nom propre de *cellules gustatives* (Gesohmackszellen). Les premières, qui ont reçu de Lovèn et de Schwalbe le nom de *cellules de recouvrement* (Deckzellen), se rencontrent ordinairement en plus grand nombre et forment les couches externes du corpuscule ; les secondes, à ce qu'il me semble sont situées de préférence dans la partie centrale du corpuscule.

Les *cellules de recouvrement* sont allongées, un peu étroites, en général fusiformes ; dans le milieu de leur longueur, quelquefois aussi plus près d'une de leurs extrémités, elles renferment un noyau ellipsoïde, vésiculeux ; leur protoplasma est clair, à peu près dépourvu de granulations, et, à ce qu'il semble, elles n'ont pas de membrane d'enveloppe ; vers le pore gustatif, elles s'effilent peu à peu en s'amincissant; vers la partie inférieure, elles se retrécissent, soit en diminuant modérément, de façon à être encore assez larges au moment où elles viennent reposer sur la face supérieure de la trame conjonctive la muqueuse, soit en fournissant brusquement une ou plusieurs branches elles-mêmes divisées, qui fréquemment n'atteignent pas le derme de la muqueuse.

Schwalbe a trouvé, dans des préparations de brebis qui avaient été traitées par l'acide osmique, une couronne de cils très-fins au sommet du corpuscule, cils dont les pointes convergeaient en dedans; il pense qu'ils terminent les *cellules de recouvrement*. Ces cils ne se dissolvent pas dans la potasse, même après une action très-longue; sur des corpuscules isolés (traités par une solution d'acide chromique), ils n'étaient pas non plus visibles. Chez d'autres animaux et chez l'homme, on n'est pas arrivé à les reconnaître avec certitude.

Les *cellules de recouvrement*, dont la partie inférieure présente de minces prolongements, ont été isolées par Lovèn et Schwalbe, dans les corpuscules du goût de l'homme et aussi du veau. Les prolongements ne sont jamais variqueux, mais possèdent fréquemment à leur extrémité un renflement en forme de bouton. Quelques-unes de *ces cellules de recouvrement* figurées par Lovèn, rappellent les cellules fourchues que nous décrirons plus bas chez la grenouille; et il serait possible qu'elles fussent aussi, comme ces dernières, de véritables cellules du goût. La longueur *des cellules de recouvrement* est en général la même que la longueur des corpuscules du goût, et varie dans les mêmes limites; chez le lapin, par exemple, entre 0,045 et 0,065 mill. Dans l'intérieur d'un même corpuscule, les *cellules de recouvrement* n'ont pas la même grosseur; dans les couches externes, elles sont toujours plus grandes, plus larges et plus aplaties; les cellules internes sont plus courtes et plus cylindriques.

Les cellules gustatives sont longues et minces, à peu près homogènes et réfractant fortement la lumière. Chacune consiste en un corps ellipsoïde, prolongé à son pôle supérieur par un appendice étroit. Le corps lui-même est formé d'un noyau vésiculeux, qui est entouré d'une mince couche de protoplasma homogène. Le prolongement supérieur (périphérique) est, chez le lapin, à peu près cylindrique, un peu aminci à sa pointe; il est, en général, de deux fois et demi à trois fois plus long, et dans le milieu à moitié aussi large que le noyau de la cellule. L'extrémité est, habituellement, brusquement coupée, et s'allonge sur un de ses côtés en une pointe verticale. L'extrémité de cette pointe atteint à peine, à l'état normal, le niveau du pore gustatif.

Le prolongement inférieur (central) est mince, cylindrique, et, à une faible distance du noyau, trois fois plus faible que le prolongement périphérique, dont nous venons de parler. A 0,006 ou à 0,012 millimètres de distance du noyau, il se partage en deux rameaux un peu plus faibles, qui atteignent la face supérieure du derme. Avant d'atteindre ce niveau, il se partagent assez souvent une ou plusieurs fois. Les caractères chimiques du prolongement central sont ceux des fibrilles nerveuses.

Chez le veau, Lovèn a trouvé les cellules gustatives un peu autrement constituées; les prolongements périphériques étaient cylindriques, en forme de baguettes, mais dépourvus de cils. Le prolongement central était un filament plus long et plus fin, souvent muni de dilatations variqueuses et de courts rameaux divergents, dirigés en dehors. Chez l'homme, Lovèn a trouvé les prolongements périphériques plus courts, un peu effilés à l'extrémité, semblables pour le reste à ceux du veau.

Schwalbe a voulu distinguer, chez l'homme et les brebis, deux sortes *de cellules gustatives, des cellules en cône* et *des cellules à bâtonnet.* Dans les premières qui sont les plus fréquentes, le large prolongement périphérique se continue à son extrémité en une pointe mince, brillante, nettement coupée. Les pointes réunies d'un corpuscule isolé et traité par l'acide osmique ressortent de 0,0072 m.m. au sommet. Le prolongement central filiforme, parfois variqueux. Les rameaux latéraux décrits par Lovèn n'ont pas été retrouvés par Schwalbe.

Dans les cellules à bâtonnet, le prolongement périphérique est plus court, régulièrement large et sans pointe; le prolongement central, au contraire, se distingue à peine de celui des autres cellules gustatives. Quant à savoir si on rencontre en divers endroits de la langue diverses formes de cellules gustatives affectées à des sensations gustatives diverses, on l'ignore; de même, nous ignorons s'il existe dans un corpuscule du goût une ou plusieurs sortes de cellules gustatives.

Nerfs. — Quant aux relations des rameaux nerveux avec les éléments des corpuscules du goût, nous les connaissons encore très-peu. On sait que des ramuscules du nerf glosso-pharyngien, qui consistent surtout en filets munis de moelle, se rendent aux papilles caliciformes et s'y épanouissent. Peu avant leur entrée dans la papille, ils présentent comme le tronc du glosso-pharyngien (Remak) de petits groupes microscopiques de cellules ganglionnaires. Immédiatement au-dessous de la papille, ils forment un plexus spécialement bien développé chez la brebis (Schwalbe). Du milieu de ce réseau sortent un ou plusieurs faisceaux qui pénètrent dans la papille pour s'y diviser en très-nombreux filaments entre-croisés et s'irradiant jusque dans l'épithélium. Ces rameaux renferment, en règle générale, beaucoup plus de fibres à double contour que de fibres pâles. La majorité des faisceaux se rendent à l'entour des corpuscules du goût et s'étendent en une couche mince, extraordinairement riche en noyaux, sur laquelle reposent immédiatement les corpuscules du goût. Selon Schwalbe, les nerfs de ce stratum consistent, à l'exception des filets munis de moelle en faisceaux fins de fibrilles, dont chacun est entouré d'une enveloppe à noyaux, qui pâlissent dans l'acide acétique. Ces faisceaux se partagent, par des divisions répétées, en ramuscules de plus en plus fins, d'où sortent finalement des filets pâles qui sont très-semblables aux prolongements des cellules gustatives et qui forment encore un plexus au-dessous de l'épithélium. Très-vraisemblablement, ces fines fibrilles entrent dans les prolongements centraux des cellules gustatives. Schwalbe a vu parfois de semblables fibrilles à la face supérieure de la muqueuse.

Les relations des nerfs avec les replis gustatifs, chez le lapin et le lièvre, sont les mêmes que dans les papilles caliciformes. Les rameaux nombreux et sensiblement gros du glosso-pharyngien, qui s'étendent sous les replis gustatifs, renferment des corpuscules ganglionnaires microscopiques, mais assez volumineux. Dans l'un d'entre eux, j'ai compté plus de 30 cellules. Ces cellules étaient presque globuleuses, mesurant 0,005 millimètres, et ne paraissaient reliées aux filets nerveux que par un de leurs pôles. Des gros troncs nerveux sortent de très-nombreux faisceaux de fibrilles pâles qui vont vers la zone des corpuscules du goût; partout où ils se trouvent, mais non ailleurs, le derme devient extraordinairement riche en noyaux....

Dans cette couche riche en noyaux se distribuent de très-nombreuses et très-fines fibrilles nerveuses pâles, qui ressemblent aux prolongements centraux des cellules gustatives, par l'épaisseur, la forme, la façon dont elles réfractent la lumière, et, à ce qu'il semble aussi, par les réactions chimiques. Il n'est pas rare de pouvoir les suivre jusques à la base d'un corpuscule, où elles échappent au regard.

B. — *Organe du goût des amphibiens.*

On ne connait pas les organes du goût chez les oiseaux, mais on connait bien, et depuis longtemps, ceux des batraciens (*rana esculenta* et *temporaria*, *Hyla arborea*). Chez ces grenouilles, les organes terminaux du goût sont de petits groupes microscopiques d'éléments épithéliaux caractéristiques, situés dans des cavités de l'épithélium de la muqueuse linguale et du pharynx. La forme de ces organes n'est pas, comme chez les mammifères, celle d'une bouteille ou d'un corpuscule, mais au contraire celle d'un disque. Nous les nommerons, puisqu'ils correspondent aux corpuscules du goût, *disques du goût* (Geschmacksscheiben). Ces disques sont répandus au nombre d'une centaine sur la face supérieure et sur les bords de la langue ; chacun d'eux repose sur une large papille, tant soit peu cylindrique (papilles gustatives, papilles fongiformes). Même dans l'épithélium qui recouvre la surface plane et sans papille de la muqueuse pharyngienne, on trouve de nombreux disques du goût, qui ne dépassent pas ou à peine le niveau de l'épithélium, et qui n'ont pas encore été étudiés.

Structure intime des papilles gustatives de la grenouille (RANA ESCULENTA ET TEMPORARIA).

Ces papilles consistent chacune en un corps conjonctif recouvert d'épithélium et ayant en général la forme d'un cylindre surbaissé ou d'un tronc de cône. Sur le sommet arrondi ou elliptique de ce cône, repose le disque gustatif bordé d'une mince ceinture de cellules réfractant fortement la lumière; le disque est composé de cellules particulières ou de corps celluliformes. Les côtés latéraux de la papille sont revêtus d'épithelium cylindrique opaque.

Le corps conjonctif de la papille consiste dans sa partie inférieure, la plus large, en tissu conjonctif lâche dans lequel se rencontrent des anses de capillaires, des terminaisons de fibres musculaires et un faisceau de fibres nerveuses à double contour. La partie supérieure est une plaque solide de tissu conjonctif très-dense, dépourvu de noyaux de 0,01 à 0,05 mm. d'épaisseur, à laquelle on peut donner le nom de *coussinet nerveux* (nervenkissen). Il forme le fond sur lequel repose le disque gustatif.

Cinq à six fibrilles nerveuses à double contour pénètrent dans la papille, s'élèvent dans son axe, restant presque toujours indivises, jusqu'à la face inférieure du coussinet nerveux. A leur entrée, ou peu avant leur entrée dans ce dernier, elles s'effilent un peu, perdent brusquement leur moëlle et leur névrilème. Immédiatement après, elles se partagent en fibrilles nerveuses plus fines et pâles (d'environ 0,002 mm.) et forment, après des ramifications dichotomiques répétées, un réseau serré et délicat qui s'étend horizontalement sous la moitié inférieure du coussinet nerveux. De ce réseau sortent de nombreux et fins ramuscules qui se divisent à leur tour et qui montent verticalement ou obliquement jusqu'à la face supérieure du coussinet nerveux. Là, ils se mettent en rapport avec les éléments du disque gustatif.

Les faisceaux nerveux qui entrent dans les papilles fongiformes dérivent du glosso-pharyngien. Les petites papilles de la langue de la grenouille qui sont recouvertes d'épithélium ordinaire, semblent dépourvues de nerfs, comme l'a déjà avancé Billroth. Le coussinet nerveux, qui se continue à la partie inférieure avec le reste du tissu conjonctif, mais qui est limité en dehors par un bord nettement tranché et lisse, consiste en tissu conjonctif très-dense, qui se gonfle moins fortement dans les acides et les alcalis étendus que le tissu conjonctif fibrillaire ordinaire. Key regarde le coussinet nerveux comme une dilatation colossale du névrilème et le nomme *enveloppe nerveuse* (*Nervenschale*). Les fibrilles nerveuses pâles, dans lesquelles se résolvent à leur entrée dans le coussinet nerveux les fibres à double contour, ont été d'abord vues par Key. Mais il admit un épanouissement en pinceau des fibrilles nerveuses et n'en remarqua pas les nombreuses divisions dichotémiques.

Les *disques gustàtifs* sont des plaques épithéliales elliptiques ou circulaires, nettement limitées, ayant environ $0^{mm}15$ à $0^{mm}35$ de diamètre transversal, et 0,04 à 0,05 d'épaisseur; leur face profonde s'applique sur le coussinet nerveux, tandis que leur face superficielle forme la limite de la papille. L'*épithélium nerveux*, qui compose la masse entière du disque gustatif, se distingue de l'épithélium cylindrique et transparent ordinaire qui recouvre le reste de la surface de la papille, par ses propriétés optiques ; il est, en effet, à peu près homogène et très-transparent; vu en couche épaisse, il a une faible teinte jaunâtre.

Il est plus solidement fixé à la papille que l'autre épithélium. Les cellules qui composent les disques gustatifs sont aussi beaucoup plus intimement réunies entr'elles que celles de l'épithélium ordinaire. Leydig a le premier appelé l'attention sur les différences que l'épithélium qui recouvre la face terminale des papilles fongiformes présente avec les autres épithélium. Les observateurs récents ont tous su apprécier ces différences, à l'exception de Fixen. Billroth et, avant tous, Axel Key ont donné ensuite des renseignements plus précis sur cet épithélium nerveux.

Les disques gustatifs de la grenouille consistent en cellules de trois sortes : elles sont *fourchues*, *caliciformes* ou *cylindriques*. Il est probable que les premières seules sont en relation avec les fibrilles nerveuses ; les cellules de la deuxième et de la troisième espèce sont d'une nature moins bien définie, de même que les cellules de recouvrement des cupules gustatives des mammifères. Les trois espèces de cellules sont distribuées dans le disque gustatif de telle sorte que le corps des cellules caliciformes forme la couche superficielle du disque, tandis que leurs prolongements centraux et le corps des cellules cylindriques et fourchues compose la couche profonde de l'épithélium. Ces deux dernières sortes de cellules envoient vers la périphérie des prolongements qui pénètrent entre les corps des cellules caliciformes et s'avancent à l'extérieur jusqu'à la face superficielle du disque gustatif.

Les *cellules caliciformes* (Kelchzellen), dont le nombre s'élève à plusieurs centaines sur les plus grosses papilles, présentent cinq ou six pans; leur corps a 0^{mm} 02 à 0,024 de long et 0^{mm} 01 de large; dans leur tiers inférieur, il se trouve un noyau vésiculeux. Au-dessous du noyau, le corps de la cellule s'amincit un peu et se continue en un prolongement protoplasmique irrégulier; le corps de la cellule est entouré d'une membrane solide, largement ouverte en haut comme un calice. Ce calice est rempli jusqu'au bord d'un protoplasma presque homogène, transparent. Inférieurement, la membrane de plus en plus mince, et finalement invisible, se continue avec le prolongement protoplasmique de la cellule. Les prolongements voisins des cellules caliciformes forment entre eux un tissu réticulé de nature protoplasmique dans la couche inférieure de l'épithélium.

Les cellules caliciformes ont été decrites par Key comme des cellules épithéliales modifiées; elles ont des dimensions sensiblement constantes. Sous l'influence de certains réactifs, par exemple par un long séjour dans du sérum iodé, le protoplasma s'échappe parfois du corps de la cellule, tandis que le noyau reste profondement situé. L'épaisse membrane cellulaire se plisse fortement. Au moyen des acides, notamment de l'acide acétique et de l'acide osmique, le protoplasma des cellules caliciformes est rendu beaucoup plus trouble que celui des cellules épitheliales ordinaires de la face supérieure de la langue; on ne doit pas les confondre avec les cellules dites *cupuliformes*.

Les *cellules cylindriques*, dont on trouve plusieurs centaines sur chaque papille, consistent chacune en un corps ellipsoïde placé dans a couche la plus profonde de l'épithélium immédiatement sur le coussinet nerveux et mesurant 0,006 millimètres de longueur et 0,004 de largeur. Du corps de la cellule se détache un appendice cylindrique, ordinairement droit, d'environ 0,032 millimètres de longueur et 0,002 d'épaisseur, qui s'avance jusqu'à la face superficielle de l'épithélium. Ce corps cellulaire est constitué par une mince couche de protoplasma enveloppant un noyau elliptique. La substance de l'appendice cylindrique est un protoplasma très-finement granuleux qui semble recouvert d'une membrane mince, ouverte en haut. Le protoplasma du corps de la cellule s'étend sous forme de prolongements horizontaux courts jusqu'à la surface du coussinet nerveux. Ces prolongements n'ont jamais l'aspect des fibres nerveuses.

Les cellules cylindriques sont certainement en grande partie les *cellules en bâtonnets* de Key. Il les assimilait aux cellules fourchues, dont il ne semble avoir vu que des exemplaires mutilés. Engelmann admet que le long prolongement des cellules cylindriques est entouré d'une membrane ouverte en haut, et il trouve la preuve de l'existence de cette membrane dans ce fait que, dans certains cas, comme par exemple dans des préparations traitées par le sérum iodé, le prolongement externe s'aplatit peu à peu et devient rubané, tandis qu'il s'échappe par son sommet de petites gouttelettes de protoplasma.

Les *cellules fourchues* (Gabelzellen), dont le nombre s'élève peut-être au double des cellules caliciformes, consistent, comme les cellules gustatives des mammifères, en un corps muni d'appendices longs et minces ; ce corps a la forme d'un ellipsoïde allongé, dont le plus grand axe mesure 0,006 à 0,008 millimètres, et le plus petit, 0,003 à 0,004. Il est presque complètement rempli par un noyau vésiculeux muni d'un nucléole central. Les prolongements naissent du pôle périphérique et du pôle central de ce corps.

Le prolongement périphérique est en général fourchu, mesurant 0,021 à 0,030 de longueur. Les extrémités des branches de bifurcation atteignent la face libre de l'épithélium. On peut, comme dans une fourchette, distinguer un manche et des pointes. Le manche cylindrique, épais de 0,0015 à 0,002 en son milieu, peut atteindre au plus 0,008 millimètres de longueur, quand il ne manque pas complètement. Plus il est court, plus sont longues les pointes qui le terminent, et inversement. Le manche se partage en deux, plus rarement en trois pointes, qui parfois donnent naissance à une bifurcation secondaire. Latéralement le manche peut donner une troisième pointe. Toutes ces pointes arrivent au même niveau, c'est-à-dire à la face supérieure de l'épithélium. Les pointes sont des bâtonnets cylindriques de 0,001 millimètre d'épaisseur au plus, très-semblables aux fibrilles nerveuses pâles par leurs caractères physiques et chimiques. Du pôle central de chaque cellule fourchue part un épais prolongement cylindrique (rarement deux ou trois, et dans ce cas ils sont plus minces) mesurant au milieu 0,0015 millimètres qui se divise à 0,025 millimètres ou à 0,006 millimètres de distance du pôle en deux rameaux. De ces deux rameaux naissent par des divisions répétées des rameaux plus petits et plus minces de deuxième et de troisième ordre, qui ressemblent de tous points aux fibres nerveuses pâles qui se trouvent à la face supérieure du coussinet nerveux et dont ils sont vraisemblablement la continuation.

Billroth et Key paraissent avoir déjà vu des cellules fourchues mutilées. La description d'Engelmann est donnée d'après les exemplaires qui avaient été préparés au moyen d'aiguilles très-fines, soit fraîchement dans du serum iodé, soit après une action plus longue dans un mélange à parties égales de glycérine pure et de bichromate de potasse à 4 p. 100. Il n'est pas rare de briser quelques prolongements pendant la manipulation. Le passage des prolongements centraux des cellules fourchues aux fibrilles nerveuses qui sortent du coussinet nerveux n'a pas encore été observé avec certitude. Cela tient en grande partie à ce que la méthode de préparation des nerfs est peu favorable pour isoler les cellules fourchues, et à ce qu'on ne peut pas préparer à la fois les deux sortes d'éléments. On peut parfois reconnaître sur des préparations fraîches les pointes de cellules fourchues sur des coupes transversales des disques gustatifs : ces pointes apparaissent comme des cercles clairs et brillants situés aux angles des cellules caliciformes. On voit en outre les pointes des cellules cylindriques intercalées aussi entre les cellules caliciformes comme des cercles plus gros et opaques.

C. — *Organe du goût des Poissons* (Sélaciens).

Todaro distingue, dans la muqueuse buccho-branchiale, des papilles de premier ordre et de deuxième ordre.

Les papilles de premier ordre sont plus ou moins visibles à l'œil nu ; l'épithélium s'élève au-dessus d'elles et forme à leur niveau un léger relief.

Les papilles de deuxième ordre ne sont visibles qu'au microscope. Elles occupent la surface des papilles de premier ordre. Elles sont enfouies dans l'épaisseur de l'épithélium, qui ne forme pas de relief au-dessus d'elles ; elles ne sont donc visibles que sur des coupes, ou après la chute de l'épithélium.

Les papilles de deuxième ordre, les plus volumineuses, sont creusées à leur centre d'une fossette en coupe (*coupe ou cupule conjonctive*) profonde de 62 millièmes de millimètre, qui reçoit un de ces corpuscules du goût que Todaro appelle *cloches gustatives*. La cloche gustative est retournée de telle façon qu'elle se loge par son extrémité fermée et arrondie dans la cupule conjonctive, et qu'elle présente son ouverture au niveau de la surface libre de l'épithélium.

Les papilles de deuxième ordre, plus petites, servent de base au pied étroit et allongé d'autres petites corpuscules gustatifs disposés en couronne autour de la cloche du goût, et auxquels Todaro donne le nom, à cause de leur forme, de *calices gustatifs*.

Les papilles sont parfois disposées sur des plis plus ou moins prononcés de la muqueuse.

L'axe de la papille est constitué par un cordon de tissu conjonctif muqueux à substance fondamentale abondante; ce cordon axile est enveloppé par une couche riche en noyaux, que Todaro regarde comme une expansion considérable du névrilème des nerfs qui arrivent dans cette couche, de même qu'Axel Key avait regardé comme une expansion du névrilème la gaine nerveuse (nervenschale) des papilles gustatives de la grenouille.

La membrane élastique (basement membrane de Bowmann) qui revêt le corps des papilles présente autant d'ouvertures qu'il y a de corpuscules gustatifs; l'élastique s'arrête au niveau des cupules conjonctives et ne descend pas en tapisser le fond. Ces orifices de la membrane de Bowmann auraient pour Todaro un double but : 1° elles permettraient aux dernières fibrilles nerveuses de communiquer librement avec les cellules gustatives; 2° l'élastique jouerait là le rôle d'un ligament, d'une ceinture qui fixerait les organes du goût et les empêcherait de se détacher malgré les frottements répétés. Ces orifices de l'élastique ne sont pas nécessaires chez les mammifères, parce que les organes gustatifs qui occupent les côtés des papilles sont protégés par le relief que fait la muqueuse autour des papilles caliciformes et dans les papilles foliacées.

L'épithélium des papilles est composé de plusieurs couches plus ou moins arrondies.

Les papilles sont excessivement riches en nerfs. Sur une coupe transversale d'une grosse papille, Todaro a compté quarante rameaux ou faisceaux nerveux coupés transversalement; il établit que chaque rameau contient vingt-cinq fibres nerveuses, ce qui fait mille fibres nerveuses pour chaque papille.

Les fibres nerveuses ont un névrilème pauvre en noyaux, tant qu'elles restent dans l'axe de la papille; mais dès qu'elles s'irradient et pénètrent dans la couche conjonctive externe de la papille, le névrilème s'épaissit et les noyaux se multiplient tellement qu'ils forment cette nouvelle couche, comme nous l'avons déjà vu. Les fibres nerveuses gardent leur moëlle, tant qu'elles restent dans les papilles de premier ordre; mais elles deviennent pâles et variqueuses dans les papilles de deuxième ordre, où elles se divisent en deux, trois, quatre fibrilies nerveuses, qui prennent l'aspect variqueux caractéristique.

Todaro dit nettement que ces fibrilles vont se continuer avec l'extrémité du prolongement central des bâtonnets et des cônes, qui sont les éléments essentiels des organes gustatifs; il s'en est assuré par la dissociation sous le microscope à dissection.

On étudie très-bien les organes ou corpuscules du goût sur les papilles de premier ordre, les plus petites, sur celles que Todaro appelle *miliaires*. Dans chaque papille miliaire, en effet, une cloche du goût qui occupe le centre du sommet, est entourée par une couronne de calices gustatifs placés circulairement sur les parties déclives de la papille; si la papille de premier ordre est volumineuse, elle est flanquée de plusieurs cloches entourées ordinairement chacune d'une ceinture de calices.

Les cloches et les calices sont constitués par deux espèces de cellules: cellules de soutien et cellules gustatives.

1° *Cellules de soutien* : elles ne sont qu'une modification de de l'épithélium voisin. Elles constituent les parois du calice ou de la cloche; elles sont disposées en trois zones :

(A) Les cellules de la zone moyenne ou *Cellules de support*, forment le pied du calice et tapissent le fond de la cloche gustative, recouvrant les noyaux de la cupule conjonctive;

(B) Les cellules de la zone moyenne, ou *cellules pariétales*, constituent les parois du calice et de la cloche ;

(C) Les cellules de la zone superficielle, ou *cellules de recouvrement*, forment une espèce de couvercle qui recouvre la cavité de l'organe du goût. — Dans les squales, ces cellules de recouvrement diffèrent peu des cellules superficielles de l'épithélium buccal, et comme celles-ci, elles sont formées de cellules polyédriques à plateau strié. Mais dans les raies, ces cellules de recouvrement présentent une différence capitale; elles sont identiques aux cellules en coupe (*Kelchzellen*) qu'Engelmann a décrites dans les organes du goût de la grenouille. Ces cellules en coupe des raies ne se bornent pas à former le couvercle de l'organe du goût ; les plus centrales plongent par leur extrémité inférieure dans la cavité de l'organe et vont se mettre en rapport avec les cellules gustatives.

2° *Cellules gustatives* : Elles offrent un corps et des pôles, desquels partent deux prolongements. Dans les calices, ces cellules sont de deux formes : cellules à bâtonnet et cellules à cône. Dans les cloches, il n'y a que des cellules à bâtonnet.

Les cellules à cône, spéciales aux calices, sont placées immédiatement au-dessous des cellules de recouvrement et très-rares, au nombre de deux, trois, quatre seulement.

Les cellules à bâtonnet sont toujours très-abondantes.

Le corps de toutes ces cellules est constitué par un gros noyau vésiculeux, pourvu d'un petit nucléole brillant entouré d'une masse granuleuse.

Les prolongements périphériques, cônes ou bâtonnets, passent entre les cellules de recouvrement pour arriver au niveau de la surface libre.

Les prolongements centraux, homogènes et réfringents comme les fibrilles nerveuses, se termineraient par un très-fin filament variqueux, semblable aux dernières fibrilles nerveuses variqueuses ; dans les calices, ces prolongements centraux se divisent parfois en deux ou trois rameaux excessivement ténus.

M. Todaro n'a jamais pu rencontrer des cils sur l'extrémité libre des bâtonnets.

Conclusion.

En résumé, on voit que la muqueuse linguale des vertébrés renferme des formations particulières que l'on peut désigner sous le nom d'*organes gustatifs*, en raison de leur affectation probable à la perception des saveurs, comme nous le verrons plus loin.

Ces organes gustatifs sont essentiellement constitués : 1° par des cellules épithéliales (*cellules gustatives*), qui se sont nettement différentiées du revêtement épithélial de la langue, se font remarquer par la mollesse et la délicatesse de leur structure, et présentent une analogie frappante avec les cônes et les bâtonnets de la rétine ou de la muqueuse olfactive; 2° par des filaments nerveux terminaux, pâles, placés immédiatement au-dessous de l'épithélium.

Tous les auteurs font ressortir la ressemblance qui existe entre ces filaments nerveux et les prolongements centraux des cellules gustatives. Mais, quoi qu'en aient dit certains, il n'est pas bien et dûment prouvé qu'il y ait continuité entre l'élément nerveux et l'élément épithélial.

IV

TERMINAISON DES NERFS DANS L'ÉPITHÉLIUM

Les histologistes avaient déjà, depuis longtemps, vu que les nerfs sensitifs, parvenus à la périphérie dans les couches du derme, se dépouillaient de leur moëlle, et qu'ainsi réduits à l'état de fibres pâles, ils constituaient des réseaux nerveux.

Ces réseaux périphériques intra-dermiques furent découverts sur la plupart des régions des téguments cutanés et muqueux.

Et comme personne n'avait pu saisir de filament qui s'en détachât pour se diriger vers l'épithélium, on ne mettait pas en doute que ces réseaux périphériques ne fussent réellement terminaux et constitués par de véritables anastomoses. Aucune fibre nerveuse ne devait pénétrer dans l'épithélium.

En 1851 Billroth, en 1861 A. Key proclamèrent que certaines cellules épithéliales de la langue servaient de terminaison à des fibres nerveuses. Mais en vain.

La doctrine de la terminaison intra-dermique des nerfs était encore toute puissante, lorsque parut un travail intéressant de Freyfeld-Szabalföldy, d'après lequel les nerfs des papilles de la langue des mammifères se termineraient par *de petits corpuscules terminaux piriformes*, d'apparence celluleuse, renfermés en partie dans l'épaisseur des papilles, en partie dans l'épithélium qui les recouvre. Mais le fait avancé par cet histologiste était trop nouveau, trop en contradiction avec les anciennes idées pour être immédiatement accepté comme rai. On n'accorda aucune confiance à ses assertions, ni à ses figures.

Mais de nombreuses études, parmi lesquelles il faut surtout signaler celles de Hoyer et de Cohnheim sur la cornée, vinrent démontrer la terminaison de fibrilles primitives dans l'épithélium.

Les histologistes se partagèrent dès lors en deux camps. Quelques-uns firent pénétrer les fibrilles nerveuses terminales jusque dans l'intérieur de la cellule, jusque dans le nucléole; mais leurs assertions ne purent être confirmées, et sont aujourd'hui généralement considérées comme erronées. Les autres, beaucoup plus nombreux, soutinrent que les fibrilles terminales se perdaient entre les cellules; leur opinion est aujourd'hui à peu près acceptée par tous.

Mais comment se fait cette terminaison intérépithéliale des nerfs ? Cohnhein avança que dans la cornée les nerfs se terminent par des renflements en forme de bouton. En 1868 (1), Langerhans découvrit dans la peau de l'homme des fibres nerveuses terminales extrêmement déliées, dépourvues de moelle et pénétrant entre les éléments de la couche de Malpighi; là ces fibres se relient à des cellules ovalaires, allongées, que Langerhans considère comme nerveuses. De ces cellules nerveuses, naissent des prolongements : l'un d'entre eux, dirigé du côté du chorion, y pénètre et s'y trouve en connexion avec les filets nerveux du derme; les autres cheminent entre les cellules épithéliales et se terminent par des boutons.

H. Krohn (2), en 1875, a choisi comme sujet de sa thèse inaugurale le *Trajet des nerfs au-dessous des épithéliums pavimenteux*, et démontré que la découverte de Langerhans s'appliquait à tous ces épithéliums. Sur la langue, notamment un réseau nerveux très-riche pénètre jusque dans la couche superficielle de l'épithélium et s'y termine; on trouve de nombreuses fibres nerveuses qui se ramifient sur le sommet des papilles filiformes et se terminent dans l'épithélium qui les recouvre; ces filets sont beaucoup moins nombreux dans les papilles fongiformes et corolliformes.

(1) Langerhans (Ueber die Nerven der menschlichen Haut). Virchow's Archiv, 1868, t. XLIV, p. 325.

(2) H. Krohn Thèse de Copenhague, 1875. — Analysé in nord., med. Arkiv. Bd. VIII, n° 13, 1876.

Enfin, en 1876, Ditlevsen (*Contribution à la connaissance des nerfs de l'épiderme*) (1) a vu, qu'arrivés à l'épiderme, les faisceaux nerveux se dédoublent; les éléments non nerveux se réfléchissent en suivant la limite du derme et se confondent avec ceux de même ordre que renferment les papilles. Le filet nerveux continue sa direction à travers l'épiderme jusqu'à la limite externe de la couche cornée. Là il se décompose en fibrilles qui s'écartent en éventail, de sorte qu'on trouve une excavation correspondant au centre d'irradiation des fibrilles. Les fibrilles vont se terminer dans des cellules nerveuses placées entre les cellules épidermiques.

Conclusion générale :

La conclusion générale qui ressort de l'étude à laquelle nous venons de nous livrer, c'est que les nerfs sensitifs de la langue ont toujours à leur terminaison les rapports les plus intimes avec des cellules. Ces rapports sont-ils simplement de contiguïté ? Cela est probable pour les nerfs qui ne possèdent que la sensibilité tactile ou douloureuse.

Mais il pourrait y avoir des rapports de continuité entre les filaments nerveux et les cellules des organes gustatifs; quoique la fusion n'ait pas encore été démontrée nettement entre les deux espèces d'éléments.

(1) Ditlevsen Nord. med. Arkiv, Bd. VIII, n° 4, 1876.

FONCTIONS DES ORGANES TERMINAUX DES NERFS

Nous ne savons que fort peu de choses sur le mode de fonctionnement de ces organes. Je n'ai rien de particulier à dire sur les organes terminaux des nerfs moteurs et glandulaires, ni même sur les organes du tact. Ceux-ci doivent avoir dans la langue les mêmes fonctions que dans la peau.

M. Ranvier fait remarquer que dans l'organe tactile le disque, qui est la partie véritablement sensitive, est protégé contre les excitations mécaniques venues du dehors par les cellules spéciales qui l'entourent, que dès lors il ne peut être impressionné que d'une façon indirecte; il pense même que le contact des objets extérieurs agit d'abord sur les cellules du corpuscule, qui, par un mécanisme inconnu, peut-être en produisant de l'électricité, de la chaleur, ou une substance chimique irritante pour les nerfs, réagiraient à leur tour sur les disques du tact. Mais il s'empresse d'ajouter que ce n'est là qu'une hypothèse dont le seul mérite est de conduire à de nouvelles recherches.

Mais j'ai d'abord à justifier la division des organes terminaux de sensibilité : en *tactiles* et *gustatifs*.

On sait que la muqueuse buccale est le point de départ de sensations particulières que l'on a désignées sous le nom de saveurs. Jusqu'à Chevreuil on avait à peine reconnu la part que l'odorat et les propriétés actiles des différentes parties de la bouche prennent aux sensations produites par les substances appliquées sur les organes du goût. Aussi multipliait-on considérablement le nombre des saveurs. Aujourd'hu les seules sensations, reconnues sans conteste comme gustatives, sont le *doux* et *l'amer*.

Les acides et les bases ne donnent pas lieu à de véritables saveurs, mais bien à de simples sensations ; ils ne font naître en nous que la notion d'une modification plus ou moins violente des éléments anatomiques, suivant l'état de concentration auquel ils sont appliqués.

Schiff soutient une opinion contraire ; il admet des saveurs salées et des saveurs acides, parce que l'application d'un acide ou d'un alcali sur un point dénudé de la peau ne donne pas lieu à deux sensations distinctes, comme lorsque l'application est faite sur la muqueuse linguale. Mais on peut objecter à Schiff que l'enlèvement de l'épithélium modifie les conditions de la sensibilité et que l'application des mêmes liquides acides ou salés sur les excoriations de la langue ne détermine pas non plus deux sensations distinctes, et ne donne lieu qu'à de la douleur. Toutefois, il est incontestable que les solutions diluées, acides ou salées, font naître, lorsqu'on les applique sur la langue, des sensations d'une nature particulière qui nous permettent d'en reconnaître la composition ; aussi peut-on, avec M. Rouget, désigner *l'acide* et le *salé* sous le nom de *sensations de contact chimique*, de *pseudo-saveurs*.

Ainsi donc, une solution de sucre, ou mieux une solution de coloquinte, peuvent seules nous servir de réactifs pour reconnaître les organes de la gustation.

L'expérimentation nous démontre que les sensations amères sont surtout perçues dans le tiers postérieur de la langue ; qu'au contraire elles sont très-mal perçues dans la partie antérieure de la langue. Or, l'anatomie nous a démontré que les organes, que par anticipation nous avions appelés *gustatifs*, étaient très-abondants dans la région innervée par le glosso-pharyngien, très-épars et très-rares dans la région antérieure de la langue innervée par le lingual.

Nous avons vu que les organes gustatifs avaient été rencontrés sur d'autres points que la langue. Or, toutes les parties sur lesquelles on les rencontre, sont susceptibles de ressentir l'impression sapide des corps.

Il est donc tout naturel de penser que les régions, qui se distinguent par la faculté gustative, ne doivent la jouissance de cette faculté qu'à la possession des formations anatomiques particulières, qui sont spéciales aux régions douées de goût.

Après avoir étudié les organes gustatifs des Sélaciens, Todaro fait les réflexions suivantes sur les fonctions de ces organes : « Les organes, que nous venons d'étudier et de décrire comme des organes du goût, ont-ils vraiment cette fonction où sont-ils les organes du toucher? Si nous nous fondons seulement sur les formes particulières des éléments spéciaux des sens, nous voyons que la forme en bâtonnet de ces éléments correspond à un des sens spéciaux (odorat, ouïe, vue goût) et la forme en cône au sens plus général du toucher. Or, il y a des organes des sens *simples*, c'est-à-dire ne renfermant qu'un de ces éléments : par exemple, la pituitaire ne renferme que des bâtonnets ; les organes sensibles de la ligne latérale des poissons osseux et les tubes sensitifs des plagiostones ne renferment que des cônes. Nous avons dans le premier cas l'organe simple de l'odorat ; dans le second, l'organe simple du toucher. Mais il y a des organes *mixtes* dans lesquels se rencontrent les deux éléments : l'organe de la vue par exemple. M. Schultze a avancé, on le sait, que les cônes servent à la perception des couleurs et les bâtonnets à accomoder l'intensité de la sensation lumineuse. Les cônes perçoivent pour ainsi dire l'impression tactile des différents éléments de la lumière, tandis que les bâtonnets remplissent le rôle principal de la fonction visuelle, qui est de régler l'intensité de la lumière. Or, dans la cavité bucco-branchiale des Sélaciens, les organes du goût se présentent sous les deux formes caractéristiques : les cloches, qui ne renferment que des bâtonnets et qui sont des organes du goût simple, ne donnent que la sensation gustative ; et les calices, où sont mêlés les bâtonnets et les cônes, et qu'on peut considérer comme des organes mixtes, avertissant par leurs cônes du contact des corps sapides et donnant par leurs bâtonnets la sensation gustative. On voit de quelle importance sont ces conclusions pour la physiologie générale. »

Si nous appliquons les idées de Todaro et de Schultze aux organes gustatifs des mammifères, nous sommes amenés à leur accorder la double fonction du goût et du tact, d'après les description de Schwalbe, puisque cet auteur admet dans ces organes des cellules à cônes et des cellules à bâtonnets ; et, au contraire, la simple fonction du goût, si nous adoptons la description d'Engelman, qui ne décrit que des cellules à bâtonnets. Les données de l'histologie nous laissent donc dans l'incertitude.

Il me parait bien difficile de trancher la question de savoir si les organes dits *gustatifs* sont impuissants à nous donner les sensations du toucher.

Toutefois je ferai remarquer qu'à la pointe de la langue, la sensation de double contact est perçue avec un écartement minimum d'un millimètre, tandis que la base a une sensibilité tactile bien moins parfaite, attendu que il faut un écartement minimum de un demi-centimètre pour qu'elle puisse percevoir la sensation d'un double contact. On serait, d'après cela, disposé à admettre que l'organe gustatif ne jouit pas de la propriété tactile.

Quant à la façon dont les corps sapides agissent sur les terminaisons nerveuses, nous sommes encore réduits à faire des hypothèses. La plupart des physiologistes admettent que les saveurs tiennent probablement à l'action chimique des corps : les corps sapides, en effet, n'agissent comme tels qu'à la condition d'être liquides ou en solution. Toutefois cette nature chimique de l'impression ne saurait être acceptée sans discussion; Guyot et Admyrault, en effet, font remarquer que certains corps donnent lieu à des saveurs différentes suivant qu'on les applique à la partie antérieure ou à la partie postérieure de la langue. Ainsi, l'acétate de potasse solide, d'une acidité brûlante à la partie antérieure de la bouche, est amer, fade et nauséeux à la partie postérieure. L'hydro-chlorate de potasse, simplement frais et salé en avant, devient douceâtre en arrière. L'alun est styptique à la partie intérieure, et donne lieu à une saveur douceâtre sans la moindre acidité en arrière. L'acétate de plomb, styptique en avant, est exclusivement sucré en arrière.

Or, si les saveurs sont dues à une action purement chimique, pourquoi celle-ci donne-t-elle lieu à des sensations différentes suivant les régions où elle s'exerce?

On voit donc que, si c'est réellement une action chimique qui engendre les saveurs, cette action chimique doit être d'un caractère particulier.

M. Longet fait remarquer avec juste raison que lorsqu'un corps appliqué sur la langue fait naître des sensations différentes, celles-ci ne se produisent pas exclusivement dans telle ou telle région. L'acétate de plomb, par exemple, n'est pas exclusivement styptique en avant, exclusivement sucré en arrière ; la vérité est que l'une ou l'autre de ces deux sensations devient prédominante suivant la région. Tout cela s'explique facilement si on admet que les organes tactiles sont impressionnés non-seulement par les qualités physiques mais encore par les qualités chimiques des corps ; que les organes gustatifs au contraire ont la propriété de percevoir certaines qualités particulières mal déterminées des corps sapides.

La double sensation que développe l'application de l'acétate de plomb, se produit dans toutes les régions indistinctement ; seulement, en avant c'est l'impression tactile qui prédomine, parce que les corpuscules du tact y sont très-nombreux et les corpuscules du goût très-rare ; en arrière, c'est l'impression sapide qui attire le plus l'attention, parce que les organes du goût et du tact s'y trouvent dans un rapport inverse.

DEUXIÈME PARTIE

DISTRIBUTION DES NERFS DANS LA LANGUE

I

NERFS DE LA LANGUE.

(ANATOMIE).

Les nerfs qui se distribuent à la langue, sont : le grand hypoglosse, le facial, le lingual, le glosso-pharyngien et quelques filets du pneumogastrique (1).

Hypoglosse. — L'hypoglosse fournit, en passant sur la face externe de l'hyo-glosse, deux ou trois rameaux qui plongent presque aussitôt dans l'épaisseur de ce muscle ; l'un de ces filets, après avoir décrit un trajet rétrograde, vient se terminer dans le stylo-glosse sur lequel il peut être suivi jusqu'au niveau de l'apophyse styloïde. Arrivé sur le génio-glosse, il se divise en un grand nombre de branches terminales, qui pénètrent dans l'épaisseur du génio-glosse, et là présentent le caractère particulier de s'anastomoser entre elles, en formant des arcades et des aréoles, d'où naissent des filets destinés non-

(1) Ces divers nerfs ont été minutieusement décrits par M. Sappey ; j'emprunterai à la description de cet auteur la plupart des détails qui vont suivre.

seulement au muscle génio-glosse, mais encore aux diverses parties du corps charnu de la langue. Plusieurs de ces filets s'anastomosent avec des filets du lingual, mais aucun ne se rend directement à la muqueuse.

Facial. — Le nerf facial fournit aux muscles stylo-glosse et glosso-staphylin un rameau remarquable, signalé pour la première fois en 1835, par M. Bérard, bien décrit par L. Hirschfeld, sous le nom de *rameau lingual.* Il naît du facial, tantôt au niveau du trou stylo-mastoïdien, tantôt un peu au-dessus de cet orifice ; et, dans ce dernier cas, il sort par un petit conduit osseux particulier, qui s'ouvre à la partie interne de la base de l'apophyse styloïde; puis il se place en dehors du muscle stylo-pharyngien, passe entre l'amygdale et le pilier antérieur du voile du palais. Durant son trajet, il reçoit du glosso-pharyngien un ou deux rameaux anastomotiques; ainsi renforcé, il arrive à la base de la langue sans fournir aucun filet ; là, il s'anastomose par ses divisions avec les branches terminales du glosso-pharyngien et se partage en deux ordres de ramifications destinées, les unes à la muqueuse linguale, les autres au stylo-glosse et au glosso-staphylin. Je me suis attaché à rechercher s'il ne fournissait pas des filets spécialement destinés au muscle lingual supérieur; mais je n'ai pu, par la simple dissection, arriver à un résultat bien précis. J'ai eu alors l'intention de m'éclairer sur sa véritable destination en le galvanisant chez les animaux; dans ce but, je l'ai recherché chez le chien d'abod, mais sans pouvoir le rencontrer. Dans le mémoire de Guarini sur les nerfs moteurs de la langue, je vis que cet auteur ne mettait pas en doute la présence chez le mouton d'un filet allant du facial au stylo-glosse; je disséquai donc avec soin une tête de mouton dans l'espoir de rencontrer ce filet à mon tour, mais ce fut encore en vain. Je serais donc enclin à penser que le rameau lingual du facial n'est pas constant dans la série animale ; toutefois, je dois avouer que le temps ne m'a pas permis de faire subir aux têtes que j'ai préparées, une macération préalable dans une solution d'acide azotique.

Lingual. — Le nerf lingual, arrivé au niveau du plancher de la bouche, se place d'abord au-dessous de la muqueuse, en dehors du muscle hyo-glosse, puis gagne l'interstice des muscles lingual et génio-glosse, et de là se dirige vers la pointe de la langue en se divisan en un grand nombre de ramuscules, qui pénètrent de bas en haut dans l'épaisseur de cet organe pour arriver jusqu'à la muqueuse et se perdre dans les papilles. Le tronc du lingual s'anastomose avec le tronc du grand hypoglosse; les filets de ces deux nerfs échangent aussi des fibres dans l'épaisseur de la langue ; mais il est impossible de dire si des filets du lingual s'arrêtent dans l'épaisseur du corps charnu.

On sait que le lingual reçoit au niveau du bord postérieur du muscle ptérygoïdien interne la corde du tympan. La simple dissection n'a pas permis même à M. Sappey de déterminer la destination de la corde, parce qu'elle se fusionne fibrille à fibrille avec le nerf lingual. Mais au moyen de la méthode wallérienne, M. Vulpian a pu démontrer que ce filet nerveux abandonne une partie de ses fibres au ganglion sous-maxillaire, mais que par les autres il va se distribuer dans la langue. M. Prévost, poursuivant les fibres dégénérées de la corde du tympan, a pu en trouver jusque dans le tissu sous-muqueux, mais il n'a pas déterminé si quelques unes d'entre elles ne se terminaient pas au-dessous de cette couche dans le muscle lingual supérieur.

Glosso-pharyngien. — Le glosso-pharyngien fournit, durant son trajet, un rameau qui vient s'accoler au filet lingual du nerf facial pour en partager la distribution. Quant à ses branches terminales, elles forment un plexus remarquable et très-régulier au-dessous de la muqueuse de la base de la langue. De ce plexus partent des filets très-déliés, qui vont se rendre à la muqueuse avoisinante, et surtout aux papilles caliciformes. Andral a vu une de ces divisions s'avancer jusqu'à la partie moyenne de la langue et s'amastomoser avec un filet rétrograde du nerf lingual; et plus tard Hirschfeld et Valentin devaient utiliser cette anastomose au profit de certaine théorie physiologique.

Pneumogastrique. — Le nerf laryngé supérieur fournit à la base de la langue quelques filets que l'on peut suivre jusqu'au foramen cocum.

II

NERFS VASCULAIRES ET GLANDULAIRES.

Les nerfs vasculaires de la langue doivent, comme ceuxde toutesle autres régions, être divisés en constricteurs et dilatateurs.

Ces nerfs ont des origines multiples et suivent des routes diverses : les uns s'unissent aux nerfs sensitifs ou moteurs de la langue, avant d'arriver aux vaisseaux ; les autres s'appliquent immédiatement sur les vaisseaux de l'organe. Ainsi la langue reçoit des fibres vaso-motrices de filets nerveux sympathiques qui suivent le même trajet que l'artère inguale ; elle en reçoit également par l'intermédiaire du nerf hypoglosse, du nerf lingual et du glosso-pharyngien.

Les effets de la section des différents nerfs de la langue sur les vaisseaux de cet organe, sont des plus intéressants à étudier sur des chiens curarisés et soumis à la respiration artificielle : leur langue devenue inerte peut alors être examinée avec la plus grande facilité sur ses deux faces.

Plexus lingual sympathique. — Après la section du cordon cervical d'un côté, on a noté une congestion *assez nette* dans la moitié de la langue du côté correspondant.

M. Vulpian étudiant, chez la grenouille, les effets de l'arrachement du ganglion correspondant chez les batraciens au ganglion cervical supérieur des mammifères, nota : outre le resserrement de la pupille, que la langue était nettement plus rouge, plus vasculaire, du côté de la lésion que du côté opposé ; que l'hyperémie s'étendait à toute la muqueuse buccale du même côté.

La paralysie des fibres vaso-constrictives se traduit, enoutre, par une élévation de température, une exagération de la sensibilité dont il faut toujours tenir compte dans les expériences sur le goût, une augmentation des mouvements réflexes et des sécrétions. Dans les cas de lésions supprimant les fonctions du sympathique cervical d'un côté, les malades notent que le côté sain de la cavité buccale est souvent plus sec.

La paralysie vasculaire déterminée par l'arrachement du ganglion cervical supérieur n'est pas permanente, ce qui prouve que la langue reçoit des fibres vaso-constrictives d'une autre source.

L'irritation du ganglion cervical supérieur ou du cordon cervical sympathique produit des phénomènes inverses de ceux que donnent l'ablation ou la section.

Nerf hypoglosse. — Le grand hypoglosse s'anastomose avec le ganglion cervical supérieur. En 1853, Schiff avança que la section de l'hypoglosse laissait la langue plutôt pâle que rouge.

M. Vulpian, au contraire, a noté : 1° que la section de l'hypoglosse d'un côté détermine la rougeur de la langue du même côté, et que cette rougeur augmente si l'on coupe ensuite le lingual du même côté ; 2° que l'irritation du bout périphérique de l'hypoglosse provoque la pâleur de la moitié correspondante de la langue.

Ces faits prouvent nettement que l'hypoglosse renferme des filets vaso-constricteurs et renversent une ancienne opinion de Schiff d'après laquelle l'influence du nerf hypoglosse et du nerf lingual offrirait un caractère particulier. Au dire de Schiff, la section isolée de l'un de ces nerfs ne détermine rien ; la section des deux nerfs aurait une influence congestive, mais la congestion ne se produirait qu'au bout d'un certain temps (un mois).

Lingual. — On connaît depuis les expériences de Ludwig le rôle que le lingual exerce sur la sécrétion salivaire, laquelle se trouve arrêtée par la section du nerf et augmentée immédiatement par l'irritation du bout périphérique.

On sait depuis les expériences de Cl. Bernard que la sécrétion s'accompagne toujours d'une vive hyperémie, et que l'action sécrétoire et congestive du lingual ne s'exerce que grâce à la corde du tympan.

M. Vulpian a démontré que l'action vaso-dilatatrice de la corde du tympan s'exerce aussi sur les vaisseaux de la langue.

La section du nerf lingual, de même que celle de l'hypoglosse, détermine une congestion assez nette de l'organe, ce qui prouve que ce nerf renferme des vaso-constricteurs.

Mais, chose remarquable, tandis que l'excitation du bout périphérique de l'hypoglosse détermine la pâleur de la moitié correspondante de l'organe, l'irritation du bout périphérique du lingual provoque une augmentation considérable de la rougeur. Cette hyperémie est bornée aux deux faces de la langue, ne se propage pas à la muqueuse buccale, s'accompagne d'une élévation de la température. Le lingual renferme donc des vaso-dilatateurs.

L'action vaso-dilatatrice est produite par la corde du tympan. M. Vulpian l'a prouvé de deux façons : 1° en électrisant directement la corde du tympan avant son entrée dans le lingual ; 2° en électrisant en vain le lingual, lorsque au préalable il faisait la section de la corde et attendait sa dégénération.

Les vaso-dilatateurs ne sont pas de vrais antagonistes des vaso-constricteurs. Car leur paralysie n'amène pas une constriction des vaisseaux auxquels ils se distribuent. M. Vulpian a fait voir que si l'on coupe, dans la caisse tympanique d'un côté sur un chien, la corde du tympan, il ne se produit aucun changement ni dans le calibr des vaisseaux, ni dans la teinte de la muqueuse linguale de ce côté.

La corde du tympan étant coupée depuis dix ou quinze jours, son excitation électrique ne produit aucun effet. Cependant l'excitation de la membrane muqueuse de ce côté, par la faradisation ou des liquides irritants, produit autant d'effet de ce côté que du côté opposé où la corde du tympan est intacte. On doit conclure de là, ou bien qu'il y a des fibres vaso-dilatatrices qui viennent du centre cérébro-spinal par une autre voie que la corde du tympan, ou bien que les actions vaso-dilatatrices réflexes se font par l'intermédiaire des ganglions nerveux situés sur le trajet des nerfs vasculaires, les fibres vaso-dilatatrices, émanées de la corde du tympan, ne s'étant pas altérées au delà de ces ganglions.

Nerf glosso-pharyngien. — M. Vulpian a démontré (*Compt. rend. Acad. des sciences*, 1er février 1878) que le glosso-pharyngien exerce, sur les vaisseaux de la membrane muqueuse de la base de la langue, une action toute semblable à celle qu'il avait constatée précédemment dans la corde du tympan, relativement aux parties antérieures du même organe.

Sur un chien curarisé et soumis à la respiration artificielle, l'excitation du bout périphérique du glosso-pharyngien par un courant induit intermittent, produit une rougeur intense de la base de la langue, depuis la base de l'épiglotte jusqu'au V des papilles caliciformes ; il en est de même du pilier antérieur du voile et de l'amygdale : la température est augmentée dans ces régions, et la dilatation des vaisseaux très-visible à l'œil nu. Cette congestion locale dure plusieurs minutes encore, après que l'excitation électrique a cessé.

M. Vulpian s'est assuré que cette action vaso-dilatatrice appartient bien au glosso-pharyngien lui-même ; il a, à cet effet, dans diverses expériences, détruit les nerfs qui s'anastomosent avec le glosso-pharyngien ; or, en galvanisant le bout périphérique de ce dernier, huit ou dix jours après les sections précédentes, c'est-à-dire alors que toutes les fibres d'emprunt étaient altérées, il a observé les mêmes résultats.

Nerfs glandulaires. — On ne sait rien sur l'influence que les nerfs peuvent exercer sur les glandes de la muqueuse linguale.

Dans les nombreuses expériences que M. Vulpian a tentées sur ces nerfs, il n'a jamais eu rien à noter de spécial au point de vue de l'état d'humidité et de sécheresse de la muqueuse. Les résultats ont toujours été négatifs.

III

NERFS MOTEURS DE LA LANGUE

HYPOGLOSSE

I

Le grand hypoglosse est un nerf moteur de la langue.

C'est là une proposition sur laquelle tous les physiologistes sont aujourd'hui d'accord, parce qu'elle s'appuie sur les faits anatomiques et expérimentaux les mieux établis.

Preuves anatomiques.— 1° *Macroscopiques.* La simple dissection démontre que les branches collatérales et terminales que l'hypoglosse fournit à la langue s'épuisent dans l'épaisseur du corps charnu de cet organe.

Longet trouve un argument en faveur de la nature motrice du grand hypoglosse dans ce fait, que l'origine apparente de ce nerf se voit sur le prolongement du sillon collatéral antérieur de la moëlle, d'où émanent tous les nerfs en rapport avec l'exercice du mouvement. Mais aujourd'hui que nous connaissons un peu mieux les remaniements si complexes que subissent au niveau du bulbe les divers éléments constitutifs de la moëlle, cette preuve ne nous paraît pas suffisante. On ne saurait de l'origine apparente d'un nerf crânien tirer sur sa nature motrice ou sensitive que des inductions plus ou moins légitimes.

2° *Microscopiques.* — Mais nous trouvons une démonstration mieux établie de la nature du grand hypoglosse dans son origine réelle. On sait, en effet, d'une façon positive, depuis la belle étude du bulbe faite par MM. Sappey et Mathias Duval que les fibres radiculaires de l'hypoglosse partent :

1° D'un noyau qui représente la base de la corne antérieure de la substance grise médullaire;

2° D'une partie des masses grises bulbaires qui représentent la tête de la corne antérieure de la moëlle.

PREUVES EXPÉRIMENTALES. — 1° *Résection* : Panizza a démontré que la résection des deux nerfs hypoglosses détermine des phénomènes très-accentués de paralysie dans la langue.

Panizza avait cru pouvoir conclure que la résection des deux nerfs hypoglosses entraîne l'abolition immédiate et *permanente* de *tous* les muscles de la langue. Cette conclusion était un peu exagérée, comme on le verra par la suite. La paralysie n'est ni absolument complète ni absolument permanente.

Longet cite tout au long l'expérience si intéressante du physiologiste italien. Si on laisse pendant quelque temps un chien auquel on a coupé les hypoglosses sans manger ni boire, et qu'on vienne ensuite à lui présenter une quantité déterminée de lait, l'animal approche son museau avec avidité et exécute avec sa tête et sa mâchoire les mêmes mouvements qu'il ferait pour laper, sans pouvoir tirer la langue de la bouche, si bien qu'après quelques tentatives inutiles il y renonce. Alors, pèse-t-on le liquide, on en retrouve exactement la même quantité.

Si on offre à l'animal un morceau de pain trempé dans du lait, il le saisit avec voracité et se met à le mâcher ; mais à peine est-il divisé, qu'il le laisse tomber pour le reprendre encore, le subdiviser et ainsi de suite, jusqu'à ce que, après l'avoir réduit en très-petits fragments, il l'abandonne. Si, par hasard, la pointe de la langue vient, pendant les mouvements de la tête, à sortir par l'un ou l'autre angle de la bouche, elle reste dehors sans que le chien puisse la retirer, en sorte que pendant les mouvements de mastication il la mord et pousse des cris de douleur.

2° *Excitation.* — L'excitation du bout périphérique du nerf hypoglosse sectionné provoque des secousses convulsives très-manifestes dans la langue.

II

Quelle est la part qui, dans la conduction des incitations au mouvement, revient aux diverses branches anastomotiques que reçoit l'hypoglosse.

On sait que l'hypoglosse s'anastomose avec plusieurs nerfs dans son trajet depuis la base du crâne jusqu'à la langue.

1° *Anastamose avec la pneumogastrique.* Le pneumogastrique ne fournit pas lui-même à l'hypoglosse des filets moteurs. Car si, après bien des contestations, il est définitivement établi que l'excitation du pneumogastrique dans l'intérieur du crâne détermine des contractions, celles-ci n'ont été constatées que dans le pharynx, l'œsophage et l'estomac, et jamais dans la langue. Il est vrai qu'au moment où le pneumogastrique s'anastomose avec l'hypoglosse, il a déjà reçu la branche interne du spinal, un filet du glosso-pharyngien et un filet du facial.

On ne saurait prétendre que des fibres de la branche interne du spinal, accolée au pneumogastrique quittent ce dernier pour se rendre avec l'hypoglosse dans les muscles de la langue ; car l'excitation du tronc du spinal dans l'intérieur du crâne n'a déterminé des contractions que dans le constricteur supérieur du pharynx, les muscles intrinsèques du larynx, le sterno-mastoïdien et le trapèze.

Le facial et le glosso-pharyngien commandent certains mouvements de la langue, comme on le verra plus loin. Mais leur influence sur la mobilité de la langue est si faible, qu'il est infiniment douteux que les filets qu'ils fournissent au pneumogastrique, ne fassent que traverser ce dernier nerf pour passer dans l'hypoglosse.

L'anastomose de l'hypoglosse avec le pneumogastrique doit donc être sensitive.

2° et 3°. *Anastamose avec les deux premiers nerfs cervicaux et avec la branche descendante du plexus cervical.*

D'après les seules données de l'anatomie, il est probable que l'arcade des deux premiers nerfs cervicaux fournit des filets moteurs à l'hypoglosse; car chez les vertébrés inférieurs, chez la grenouille par exemple, le grand hypoglosse ne constitue pas un nerf crânien, mais est représenté par la première paire cervicale des nerfs rachidiens. (Mathias Duval.)

L'anatomie permet aussi de penser que la branche descendante interne du plexus cervical en fournit. On sait qu'au niveau de la convexité de l'anse qu'elle forme avec le grand hypoglosse, elle se divise en deux rameaux : l'un inférieur qui se rend aux muscles sous-hyoïdiens ; l'autre supérieur, qui se réfléchit de bas en haut, s'accole à la branche de l'hypoglosse, remonte avec elle jusqu'à son origine et s'en sépare alors pour s'appliquer au tronc de la douzième paire.

Sur un chien, j'ai sectionné l'hypoglosse au-dessus de son anastomose avec la 1re paire cervicale, et cette anastomose elle-même. Excitant alors le bout périphérique de l'hypoglosse, je vis, à chaque excitation, des contractions tétaniques survenir dans la langue, et celle-ci s'appliquer avec énergie contre le plancher de la bouche.

Si j'excitais le bout périphérique de l'anastomose cervicale, à chaque excitation, la langue se contractait avec beaucoup moins de force, se portait en arrière, mais ne s'appliquait pas contre le plancher buccal.

La 1re paire cervicale fournit donc à la langue des filets moteurs.

Pour s'éclairer sur la destination précise de ces fibres, il faudrait recourir à la méthode Wallérienne, sectionner tantôt le tronc de l'hypoglosse au-dessus de l'anastomose, tantôt l'anastomose elle-même, et, ensuite, poursuivre les fibres saines et dégénérées jusqu'à leur terminaison.

III

Le grand hypoglosse n'est pas le seul nerf moteur de la langue.

Après la section des deux hypoglosses, Panizza crut observer que la déglutition volontaire était absolument impossible. La déglutition volontaire, en effet, ne peut s'effectuer qu'avec le concours de la langue. Or, il croyait que la langue était complètement paralysée. Si, dit-il, on forme un bol avec des débris de pain et de viande et qu'on le mette sur la face dorsale de la langue d'un chien, il se livre d'abord à des mouvements tels pour le déplacer qu'il devient évident que cet animal éprouve les plus grandes difficultés à y parvenir. Cependant on croirait qu'avec tous ces mouvements, il va finir par le mâcher ou l'avaler; mais si le bol alimentaire ne s'échappe pas de la bouche par suite des mouvements de la mâchoire inférieure, il se loge entre la langue et l'arcade dentaire et on l'y retrouve encore après plusieurs heures. La déglutition ne s'opère donc pas, à moins que le bol alimentaire ne pénètre dans le pharynx, en y tombant par l'effet de son propre poids; encore, même dans ce cas, elle ne s'exécute qu'imparfaitement, attendu que le bol comprimé par les contricteurs du pharynx, se divise et revient en partie dans la bouche. Aussi Panizza juge le chien incapable de se nourrir lui-même.

A l'en croire, le chien abandonné à lui même serait voué à une mort infaillible. Toutefois MM. Philippeaux et Vulpian ont constaté que la section des deux nerfs hypoglosses et même l'arrachement de la partie centrale de ces nerfs ne détermine pas la mort, ce qui démontre que la déglutition est encore possible, et fait supposer que la langue n'est pas complètement et définitivement paralysée.

Le grand hypoglosse, en effet, n'est pas le seul nerf moteur de la langue, comme cela va nettement ressortir des faits suivants :

GLOSSO-PHARYNGIEN

I

Le glosso-pharyngien tient sous sa dépendance les contractions des piliers du voile du palais.

Longet admet bien que le glosso-pharyngien est moteur au niveau du cou, grâce aux anastomoses qu'il a reçues soit du pneumogastrique, soit du facial ; mais il nie qu'il le soit dans l'intérieur du crâne. Il appuie son opinion 1° *sur des données anatomiques*; (a) le glosso-pharyngien naissant du prolongement du sillon collatéral postérieur de la moëlle d'où émergent tous les nerfs sensitifs, argument sans valeur, comme je l'ai dejà dit à propos de l'hypoglosse ; (b) le glosso-pharyngien étant pourvu d'un ganglion comme toutes les racines spinales postérieures : à cela on peut répondre que les ganglions des nerfs spinaux ne se comportent pas comme le ganglion d'Andersh, ne reçoivent jamais d'anastomose et ne fournissent pas de branches (rameau de Jacobson); (c) le glosso pharyngien se terminant comme les nerfs sensitifs : mais nous avons vu qu'il fournissait des filets aux muscles ; or personne encore n'a démontré anatomiquement ni physiologiquement que ces derniers fussent uniquement constitués par les tubes moteurs apportés par les voies anastomotiques.

2° *Sur les résultats de l'expérimentation.* — Longet a eu beau exciter les racines du glosso-pharyngien, préalablement séparées du bulbe, il n'a jamais obtenu de contractions dans le pharynx ou les muscles qui l'avoisinent. Plus récemment, Jolyet a obtenu les mêmes résultats négatifs. Mais ces expériences négatives ne sauraient trancher la question, parce que, comme le font remarquer Biffi et Morganti, le nerf de la onzième paire, comme celui de la dixième, perd très-rapidement son excitabilité, et qu'il est possible que ces expérimentateurs aient porté l'excitation sur ses racines alors qu'elles avaient perdu leurs propriétés dans l'espace de temps consacré à ouvrir la boîte crânienne et à écarter les masses encéphaliques.

L'opinion d'après laquelle le glosso-pharyngien posséderait, dès son origine, certaines fibres motrices est aujourd'hui bien établie.

Preuves anatomiques. — 1° Ehrenritter, en 1790 et J. Muller, en 1833, ont décrit, outre le ganglion d'Andersh, un autre ganglion très-minime qui existerait à la partie supérieure du trou déchiré sur l'un des faisceaux d'origine du glosso-pharyngien. Ce ganglion jugulaire supérieur, bien distinct du ganglion d'Andersh, compléterait, selon le physiologiste allemand, l'assimilation du glosso-pharyngien avec les nerfs spinaux; le faisceau qu'il occupe, formerait sa racine sensitive et l'autre sa racine motrice.

Il faut évidemment tenir compte de l'observation de J. Muller; toutefois, elle me paraît entachée d'exagération. En effet, si les filets avec ganglion représentaient la racine sensitive, et les filets sans ganglion la racine motrice, le rôle du glosso-pharyngien serait surtout moteur. Or, le glosso-pharyngien est un nerf principalement sensitif et accessoirement moteur.

2° Sappey et Duval ont démontré que les fibres radiculaires du glosso-pharyngien sont, dans le bulbe, en rapport avec deux noyaux, dont l'un, le plus antérieur, présente tous les caractères des noyaux moteurs, et n'est, en effet, autre chose qu'une partie des cornes antérieures de la moelle, décapitées au niveau du collet du bulbe.

Preuves expérimentales. — Debrou affirme avoir vu des mouvements du pharynx et du voile du palais en galvanisant le glosso-pharyngien dans le crâne; mais ses expériences ne prouvent rien, parce qu'il avoue lui-même que le plus souvent il a dû agir sur les trois nerfs du trou déchiré postérieur.

Mais, en 1862, Chauveau a enfin réalisé des expériences très-probantes. Sur des chevaux qu'il venait d'abattre, cet auteur a soumis à l'influence de l'électricité les racines du glosso-pharyngien et du pneumogastrique bien isolés. Or l'excitation a eu pour résultat constant de déterminer des contractions dans le constricteur supérieur du pharynx et dans quelques muscles palatins. De ce résultat très-net, nous devons conclure que la IXe paire renferme des filets moteurs (1).

C'est à Cl. Bernard que revient l'honneur d'avoir démontré en partie le rôle que joue la IXe paire dans l'innervation des muscles de la langue. Si on coupe le tronc du facial avant son entrée dans le conduit auditif interne et qu'on excite le glosso-pharyngien du même côté, on obtient des mouvements des *piliers du voile* ; or, comme Cl. Bernard n'a pu constater de contraction des piliers, ni du voile par l'excitation du pneumogastrique, il faudrait en conclure que le glosso-pharyngien fournit au moins au glosso-staphylin des filets moteurs.

II

Quelle est la part qui, dans la conduction des incitations au mouvement, revient aux anastomoses que reçoit le glosso-pharyngien ?

La science ne fournit pas encore de réponse à cette question.

Le pneumogastrique ne fournit pas au glosso-pharyngien de filets moteurs se rendant à la langue. Car ni Chauveau, ni Cl. Bernard en excitant les racines du pneumogastrique n'ont noté des mouvements dans cet organe.

En est-il de même du facial? Cette opinion est peu soutenable; car d'après les dissections de M. Sappey, l'existence de l'anastomose du glosso-pharyngien avec le facial ne serait pas constante.

Pour résoudre ce problème, on devrait toutefois faire appel à la méthode wallérienne, sectionner le facial dans la caisse selon le procédé de Cl. Bernard, voir si cette section amène la dégénération de certaines fibres du glosso-pharyngien.

(1) Chauveau, *Du nerf pneumogastrique comme agent excitateur et comme agent coordinateur des contractions œsophagiennes*, Paris, 1862.

LINGUAL.

Le lingual ne possède pas de filet moteur.

Les filets du lingual ont avec les muscles de la langue des rapports intimes. Il est difficile de dire s'ils n'abandonnent pas quelques fibres dans leur épaisseur. Mais M. Longet excitant soit la portion ganglionnaire du trijumeau, soit le nerf lui-même, n'a jamais vu le moindre mouvement de la langue se produire (1).

FACIAL. — CORDE DU TYMPAN.

Les muscles de la langue, prenant tous un point d'insertion fixe sur les os avoisinants (apophyses géni, styloïdes), et venant ensuite s'épanouir sur la muqueuse de cet organe, peuvent jusqu'à un certain point être assimilés aux muscles peauciers de la tête. Il était donc intéressant de rechercher avec soin si le nerf facial qui innerve tous les muscles peauciers de la tête n'intervenait pas aussi pour une certaine part dans l'innervation des muscles de la langue. Il était intéressant surtout de rechercher si ce nerf ne présidait pas à la contraction du muscle lingual supérieur qui mérite spécialement le nom de muscle sous-muqueux de la langue.

En 1842, Guarini affirmait que le facial tient sous sa dépendance la contraction du stylo-glosse, que la corde du tympan préside à la contraction du muscle lingual supérieur. J'ai relu avec attention le mémoire de ce physiologiste et je dois déclarer que les expériences de cet auteur ne méritent aucune confiance : il tranchait la tête d'un seul coup, puis, après la décollation, il la partageait rapidement en deux moitiés en fendant le crâne, la langue et le maxilaire inférieur. Il enfonçait alors une des aiguilles galvaniques dans la partie antérieure de la langue, en l'introduisant du côté de la section, et il portait l'autre aiguille sur le facial. Il voyait alors la langue se porter en haut et en

(1) Longet, *Traité de physiologie*.

arrière, puis en bas, puis de nouveau en haut et ainsi de suite à plusieurs reprises. Il en concluait que le muscle stylo-glosse était excité ; il notait aussi dans l'épaisseur de la langue une espèce de *mouvement vermiculaire* qu'il attribuait à l'action de la corde du tympan sur le muscle lingual. Pour cet auteur le muscle lingual comprendrait non-seulement la couche longitudinale sous-muqueuse, mais encore ce que nous sommes aujourd'hui convenus de désigner sous le nom de muscle lingual transverse.

Longet n'hésite pas à regarder cette expérience comme mal instituée et attribue les mouvements observés par Guarini à des courants de diffusion qui devaient forcément se produire, puisque l'un des rhéophores était implanté dans la partie antérieure de la langue.

J'ai répété moi-même l'expérience de Guarini en me plaçant exactement dans les mêmes conditions. J'ai obtenu des mouvements généralisés de la langue, mais non pas des contractions localisées dans tel ou tel muscle. — J'ai alors excité les racines du facial seules et bien isolées après avoir fendu la langue dans l'espoir de mieux apprécier les contractions qui pourraient se produire dans les muscles sous-muqueux de cet organe. Mais l'expérience a été négative au point de vue du but que je me proposais; tandis que les muscles de la face étaient à chaque nouvelle application de l'excitant pris de contractions tétaniques très-violentes, les muscles de la langue restaient dans l'immobilité la plus absolue.

Guarini prétendait d'après ses expériences physiologiques chez le mouton, que le facial envoie un filet direct au muscle stylo-glosse. Mais j'ai dit à propos des nerfs de la langue, que c'est en vain que j'avais recherché ce filet chez le mouton, de même que chez le chien.

Longet aussi, en excitant le facial dans l'intérieur du crâne, n'a jamais pu noter la moindre contraction dans cet organe. Debrou et Nuhn, dans la relation des expériences qu'ils ont tentées sur la racine du facial, parlent des mouvements du voile du palais, mais ils n'ont pas noté de mouvements dans la langue. — Les expériences de ces auteurs sur les animaux tendraient donc à démontrer que le facial n'a aucune action même sur le muscle stylo-glosse.

Toutefois, Claude Bernard après la section du facial dans la caisse par le procédé qui lui est propre, a noté une déviation de la langue du côté opposé à la section (1). Chez l'homme, dans la plupart des paralysies faciales, la langue possède encore tous ses mouvements, mais quand le malade la projette hors de la bouche, elle est entraînée dans le même sens que les autres parties molles de la face. On peut donc conclure que *le facial préside dans une mesure très-faible à la contraction du muscle stylo-glosse.*

Claude Bernard admettait, en hypothèse et sans preuve, la nature motrice de la corde; celle-ci aurait exercé son action soit sur le muscle lingual supérieur, soit sur les éléments contractiles des papilles elles-mêmes. Or, les papilles de la langue ne renferment pas de fibre musculaire; aucun auteur ne les signale, aucun ne les figure; je les ai moi-même recherchées dans le but de me renseigner sur l'hypothèse de Claude Bernard, mais sans pouvoir les trouver.— De plus, M. Vulpian n'a jamais noté aucun changement de forme ou de direction des papilles dans les nombreuses expériences où il a excité le lingual ou la corde du tympan.

En 1863, MM. Vulpian et Philippeaux avaient démontré que chez le chien, lorsque le nerf hypoglosse est coupé d'un côté, le nerf lingual du même côté acquiert bientôt une excitabilité telle que les excitations galvaniques ou mécaniques faites sur le bout périphérique de ce nerf, après sa section transversale préalable, déterminent de fortes contractions dans la moitié correspondante de la langue. Or, cette excitabilité ne commence à se manifester que quelques jours après la section de l'hypoglosse, augmente ensuite peu à peu; et, chose remarquable, cette motricité du lingual disparaît lorsque l'hypoglosse se régénère.

La section du nerf hypoglosse modifie donc peu à peu les relations physiologiques des extrémités phériphériques du nerf lingual, de telle

(1) Claude Bernard, *Physiologie et Pathologie du système nerveux*, Paris 1858.

sorte que ce nerf, qui normalement ne peut provoquer aucune contraction musculaire, devient apte à mettre les muscles de la langue en mouvement. Or, d'après M. Vulpian, c'est la corde du tympan et non le nerf lui-même qui présenterait cette singulière modification dans les relations physiologiques de ses extrémités périphériques. Car : 1° si, quelques jours après la section des deux hypoglosses, on fait celle de la corde d'un côté dans la caisse, le lingual du même côté perd, au bout de quelque temps (3 semaines), sa faculté motrice; tandis que le lingual du côté opposé la conserve; 2° si on excise un segment des deux hypoglosses, et qu'au bout d'un mois on excite le bout périphérique de la corde, on obtient des contractions; l'excitation du lingual au-dessus de son anastomose avec la corde ne donne pas de contractions.

M. Vulpian conclut que *les fibres de la corde du tympan se rendent, en partie du moins, aux faisceaux musculaires de cet organe.* Mais il se pose, sans pouvoir la résoudre, la question de savoir pourquoi ces fibres nerveuses ne possèdent qu'une motricité virtuelle, ne devenant effective qu'en l'absence du fonctionnement du nerf hypoglosse.

IV

NERFS SENSIBLES DE LA LANGUE

HYPOGLOSSE.

I

L'hypoglosse est ordinairement insensible à son origine.

Longet, en effet, a pu agir directement sur les filets originels de ce nerf à travers l'espace *occipito atloïdien*, et jamais l'arrachement de ces filets ne lui a paru être accompagné de douleur.

Toutefois ce nerf peut exceptionnellement réaliser le type d'une paire spinale, en présentant une racine postérieure pourvue d'un ganglion. En 1833, le professeur Mayer de Bonn a signalé, outre la racine motrice, une seconde racine plus postérieure ; cette seconde racine, qu'il a découverte chez le veau et qu'il a trouvée ensuite chez le bœuf, présentait la disposition des racines postérieures des nerfs rachidiens, elle était munie d'un ganglion. La racine sensitive se trouve rarement chez l'homme ; Mayer ne l'y a rencontrée que deux fois. M. Vulpian l'a constatée aussi une fois sur la bulbe de l'homme. Le petit ganglion dont elle est munie, est composé de cellules presque toutes unipolaires; les tubes afférents ne font que le traverser ; à ceux-ci s'ajoutent les fibres nées des cellules nerveuses, d'où il suit que la racine postérieure est plus grosse à sa sortie du ganglion qu'à son entrée.

II

Le nerf hypoglosse devient sensible au-dehors du crâne.

Lorsqu'on irrite l'hypoglosse au-dessus de l'os hyoïde chez un animal quelconque, la douleur est assez vive pour lui arracher des cris plaintifs. Tous les expérimentateurs, à l'exception de Panizza sont d'accord à ce sujet.

Si cette sensibilité est directe, l'hypoglosse l'emprunte aux nerfs avoisinants avec lesquels il s'anastomose, soit au pneumo-gastrique, soit au plexus cervical.

Si cette sensibilité est récurrente, le grand hypoglosse la doit aux anastomoses qui le relient au lingual.

III

L'hypoglosse possède une sensibilite directe.

En effet, lorsqu'on excite le bout central de l'hypoglosse, on obtient des cris plaintifs, surtout si la section a porté un peu bas au-dessous des premières paires cervicales.

IV

L'hypoglosse possède aussi une sensibilité récurrente.

Car l'excitation du bout périphérique détermine non seulement de violentes contractions dans tous les muscles de la langue, mais encore des cris, des modifications de la pression sanguine et de la respiration.

V

La section des hypoglosses ne paraît pas diminuer la sensibilité générale ou gustative de la langue.

L'animal qui a supporté cette opération, sent sa propre langue et les corps étrangers qui sont en contact avec elle. Si, dans les mouvements de mastication, la langue vient à s'engager entre les dents, il la mord et pousse des cris. Si on la lui retourne dans la bouche, il cherche par les mouvements de la tête à la remettre en place. Enfin dans quelque point que l'on pique sa langue, on provoque des signes évidents de douleur.

La sensibilité gustative persiste aussi : une solution aqueuse de coloquinte complétement inodore placée sur la surface de la langue, à si petite dose que ce soit, détermine des grimaces, de violents mouvements de tête, de mastication, tous indices d'une sensation désagréable.

On peut donc affirmer que les filets sensitifs de l'hypoglosse n'interviennent que pour une part très-faible dans l'innervation de la muqueuse linguale ; et l'on peut se demander s'ils ne s'arrêtent pas plutôt dans l'épaisseur des muscles.

GLOSSO-PHARYNGIEN.

I

Le glosso-pharyngien préside à la sensibilité gustative et plus spécialement à la perception des amers dans la partie postérieure de la langue.

Panizza sectionna les deux glosso-pharyngiens chez des chiens, et il remarqua, après cette opération, que les animaux mangeaient des morceaux de viande imbibée de coloquinte.

Magendie se trompait évidemment lorsqu'il soutenait que le glosso-pharyngien ne remplissait nullement la fonction gustative, parce que les animaux ainsi opérés refusaient les aliments coloquintés. M. Longet a discuté les expériences de Magendie et démontré qu'elles avaient une signification toute autre que celle que leur auteur avait voulu leur attribuer.

Il a fait voir que Magendie avait dû se méprendre sur la nature du nerf qu'il sectionnait : cet auteur avait sans doute pris quelque rameau pharyngien du pneumogastrique pour le glosso-pharyngien ; cela est très-probable d'après ce qu'il dit de la facilité du manuel opératoire et des troubles de la déglutition observée après la section. On sait en effet, que la section du glosso-pharyngien est très-difficile à exécuter et que les troubles de la déglutition s'observent surtout après la lésion du pneumogastrique. Si Magendie avait laissé le glosso-pharyngien intact, il n'est pas surprenant que les saveurs amères fussent désagréablement perçues.

II

Il n'est pas le seul nerf du goût.

Panizza exagéra les conséquences de son expérience. Il crut que le glosso-pharyngien était seul *nerf gustatif* et qu'il n'avait pas d'autre fonction : deux erreurs desquelles devaient bientôt faire justice des expériences mieux conduites.

Muller, en effet, remarqua que les animaux, auxquels il avait sectionné les glosso-pharyngiens, n'avaient pas une horreur invincible pour les aliments coloquintés, qu'ils les mangeaient seulement avec un peu d'hésitation. Il en conclut que le goût n'était pas complétement aboli chez eux, et que les glosso-pharyngiens ne constituaient pas la voie de transmission exclusive des impressions gustatives.

Plusieurs observateurs confirmèrent les assertions de J. Muller. Biffi apporta à leur appui l'expérience suivante. Il présentait aux animaux opérés leur nourriture divisée en deux portions, l'une, non préparée, dans un vase blanc; l'autre, imprégnée de coloquinte, dans un vase jaune. Les chiens mangeaient celle du vase blanc, mais ils laissaient celle du second.

Stannius fit, le premier, des observations du même ordre sur des chats, qui ont, paraît-il, le goût plus délicat que les chiens. Or, tandis que les chats, dans leur état normal, secouent la tête, grimacent et salivent énormément sous l'influence de la coloquinte, il remarqua que ceux à qui il avait coupé les glosso-pharyngiens n'avaient qu'un dégoût bien moindre pour cette substance ; ils rejetaient des morceaux de viande coloquintés, puis les reprenaient lentement, avec méfiance, et ne les avalaient qu'après avoir plusieurs fois secoué la tête et donné des signes évidents d'une impression désagréable ; parfois même, après y avoir goûté, ils refusaient de prendre les aliments coloquintés.

L. Hirschfeld et Valentin se sont basés sur certaines dispositions anatomiques, pour la première fois bien décrites par eux pour soutenir l'opinion de Panizza. Ils ont rappelé à l'attention des anatomistes un rameau externe du glosso-pharyngien, qui, venant s'anastomoser avec le lingual, s'avancerait ainsi jusqu'à la pointe de la langue en suivant ses bords et permettrait de localiser dans le seul glosso-pharyngien la sensibilité gustative de la totalité de la langue. Cette anastomose est intéressante sans doute ; mais une simple disposition macroscopique ne peut servir à trancher la question physiologique, d'autant plus que certains auteurs ont voulu invoquer en sens inverse, pour localiser la sensibilité gustative dans le lingual, l'existence d'un filet récurrent de ce nerf allant jusqu'à la base de la langue.

III

Mais il est le nerf gustatif par excellence.

Ce qui est incontestable, et ce sur quoi je crois nécessaire d'insister, c'est qu'en l'absence des glosso-pharyngiens, la faculté gustative est excessivement bornée chez certaines espèces, et plus ou moins suivant les individus. Prévost a remarqué que les chiens, après la section des glosso-pharyngiens, sont loin d'éprouver les mêmes réactions gustatives ; que certains de ces animaux sont beaucoup moins sensibles à diverses substances sapides que d'autres ; il lui est même arrrivé une fois d'être forcé d'abandonner des expériences déjà commencées sur un chien un peu âgé, parce qu'il ne paraissait nullement ressentir l'action des substances amères, acides et salées, et qu'il ne manifestait aucun dégoût pour les aliments qui contenaient ces substances diverses.

La faculté gustative paraît dans certains cas, après la section des glosso-pharyngiens, momentanément suspendue ; elle ne devient parfois de nouveau évidente qu'au bout d'un temps fort long. Ce n'est qu'au bout d'une année qu'une petite chienne anglaise, fort intelligente, a donné à Lussana les indices les plus certains que la faculté du goût persistait dans la partie antérieure de la langue ; et les indices se manifestaient bien plus sous l'impression des substances alimentaires que sous celle des substances amères.

Il avait donc fallu à la muqueuse antérieure de la langue une certaine éducation pour devenir manifestement apte à la perception des impressions gustatives.

Aussi Lussana a-t-il raison de dire que les glosso-pharyngiens méritent par excellence le nom de *nerfs gustatifs*.

IV

Il donne la sensibilité générale à la langue.

Schiff, en effet, et d'autres auteurs, très-nombreux du reste, soit avant, soit après lui, ont constaté que les glosso-pharyngiens ne sont pas insensibles à la douleur. Leur section a pour effet, non-seulement d'abolir le goût, mais encore de diminuer considérablement la sensibilité tactile et douloureuse de la base de la langue.

MM. Prévost et Waller, étudiant les nerfs sensitifs qui président à la déglutition, ont pu couper les trijumeaux et les nerfs laryngés en laissant intacts les glosso-pharyngiens. Ils ont pu ainsi obtenir une insensibilité des muqueuses relativement aux fonctions de déglutition; mais il restait encore des manifestations de douleur. (Archiv. phys. 1873.)

V

Le glosso-pharyngien n'est pas le seul nerf qui donne la sensibilité tactile à la base de la langue.

Le rameau que le nerf laryngé supérieur fournit à la base de cet organe intervient pour une certaine part dans la perception des sensations générales. Mais personne n'a songé à en faire un nerf de sensation gestative. On lui attribue simplement une certaine part dans le réflexe de la déglutition, et on lui rapporte le sentiment de dégoût et l'envie de vomir qui se produisent alors que l'on titille la base de la langue.

Plusieurs expériences ont montré à Waller et Prévost (Arch. de phys., 1870) qu'en électrisant le nerf vague au-dessus de l'origine des laryngés supérieurs, on pouvait obtenir des déglutitions aussi régulières et aussi rhythmiques qu'en s'adressant au nerf laryngé supérieur lui-même, ce qui se conçoit aisément, puisque les fibres du laryngé sont contenues à ce niveau dans le nerf vague. Ils reconnaissent cependant que les déglutitions rhythmiques n'étaient pas aussi accentuées et constantes que lors de l'excitation du laryngé lui-même : tandis que la déglutition rhythmique apparaît inévitablement lors de l'excitation du laryngé ; il faut pour ainsi dire la rechercher, quand on excite le nerf vague lui-même. En s'adressant au nerf vague à un niveau plus inférieur, Waller et Prévost n'ont que fort rarement obtenu quelques déglutitions qu'ils pouvaient à peine attribuer à cette excitation, tant elles étaient irrégulières et inconstantes.

En résumé, deux nerfs président à la sensibilité tactile de la base de la langue, le glosso-pharyngien et le pneumogastrique. Un seul nerf préside à la fonction gustative de cette région ; c'est le glosso-pharyngien. On se demande dès lors si on ne pourrait pas, dans ce dernier, distinguer, anatomiquement ou physiologiquement, les filets qui président à chacune de ces deux fonctions. Mais l'expérimentation et la clinique ne nous ont pas donné encore un seul fait qui puisse nous inspirer l'espoir d'arriver jamais à une pareille distinction.

LINGUAL

Le lingual reçoit, indépendamment des filets qui lui appartiennent en propre et qui viennent, comme on le sait, du trijumeau, une anastomose importante connue sous le nom de corde du tympan. Le rôle de ce rameau nerveux a préoccupé depuis longtemps déjà les observateurs. Bérard n'avait pu s'empêcher de dire que la corde du tympan est un énigme proposé à la sagacité des physiologistes. Aussi doit-on, dans toutes les expériences exécutées sur le lingual, bien distinguer si l'on agit au-dessus ou au-dessous du point où ce nerf s'est annexé la corde du tympan. Je désignerai donc sous le nom de *lingual simple* toute la partie de ce nerf situee au-dessus de son anastomose avec la corde du tympan, et sous le nom de *lingual mixte* la partie de ce nerf qui a reçu la corde du tympan.

a. LINGUAL MIXTE

I

Le nerf lingual mixte préside à la sensibilité générale de la langue dans ses 2/3 antérieurs.

En effet l'irritation du nerf lingual détermine toujours chez les animaux une vive douleur ; et quand les deux nerfs linguaux ont été sectionnés, on peut cautériser avec le fer rouge ou avec la potasse caustique toute la muqueuse qui revêt la partie antérieure de la langue sans que l'animal témoigne la moindre souffrance, comme l'a remarqué Longet.

Toutefois, en transperçant cette partie de l'organe avec une tige métallique chauffée à blanc, ou encore en la tenaillant avec force, les animaux ont toujours paru éprouver une certaine sensation de douleur, que Longet croyait devoir rapporter aux filets de sensibilité musculaire envoyés par l'hypoglosse aux muscles de la langue. On ne peut que souscrire à cette interprétation de Longet. Nous avons déjà vu plus haut que l'hypoglosse possédait une sensibilité directe assez vive au-dehors du crâne, que sa section ne diminuait en rien la sensibilité de la muqueuse ; et nous en avions conclu déjà que, fort probablement, les filets sensitifs du nerf s'arrêtaient dans les muscles de la langue.

II

Le lingual mixte donne à la partie antérieure de la langue la sensibilité gustative.

Nous avons vu, en effet, plus haut qu'après la section des glosso pharyngiens les animaux repoussaient les aliments amers. Quant aux acides, la sensation à laquelle ils donnent lieu normalement, n'est en rien altérée par cette opération. Il y a donc un autre nerf chargé de la transmission de ce reste de sensibilité. Or ce nerf ne peut être que le lingual, puisque nous avons vu que la section de l'hypoglosse ne semblait altérer en rien la sensibilité de la partie antérieure de la langue.

Certaines observations chirurgicales démontrent, du reste, de la façon la plus nette, que le lingual mixte préside à la fois à la sensibilité tactile et à la sensibilité gustative de la partie antérieure de la langue. Inzani, en effet, en 1860, Vanzetti, en 1868, ont eu l'occasion d'exciser une partie du lingual mixte; et le résultat de l'opération fut une abolition complète du goût et de la sensibilité générale dans la partie antérieure et correspondante de la langue, bien que la nutrition de l'organe se fût maintenue à l'état normal. Ces observations chirurgicales sont d'autant plus importantes qu'elles nous donnent des preuves subjectives sur l'homme des propositions que nous venons d'énoncer sur les fonctions physiologiques du lingual.

Magendie qui accordait en général trop d'importance à la part qui revient au trijumeau dans la sensibilité des organes des sens, voulut localiser la sensibilité gustative dans les nerfs linguaux, de même qu'il avait localisé la sensibilité générale dans le glosso-pharyngien. Mais les expériences sur lesquelles se base Magendie sont entachées d'erreurs, parce que pour le goût comme pour l'odorat, il n'a pas su choisir les excitants spéciaux des nerfs sensoriels, et il a pris des phénomènes de sensibilité générale pour des phénomènes de sensibilité spéciale. Après la section du lingual en effet, il fit agir sur la langue des substances qui agissaient sur la sensibilité tactile et non de véritables corps sapides, et il crut pouvoir conclure de ses expériences que la section du lingual entraine la perte absolue du goût. Mais nous avons vu que des expériences mieux conduites, nous permettaient d'accorder une part très-considérable au glosso-pharyngien dans la perception des saveurs, surtout des saveurs amères.

Le lingual mixte possède donc à un très-haut degré la sensibilité tactile, à un faible degré la sensibilité gustative.

Mais quelle est la part qui, dans la possession de chacune de ces deux sensibilités, revient à la corde du tympan et au lingual simple? Ces deux nerfs sont-ils tous les deux sensibles; où bien l'un l'est-il à l'exclusion de l'autre? Le goût et le tact sont-ils ou non indifféremment dévolus à l'un et à l'autre de ces deux nerfs? C'est ce que nous allons examiner.

---

b. LINGUAL SIMPLE

I

Le lingual simple donne la sensibilité tactile aux 2/3 antérieurs de la langue.

On a bien des fois répété la section du lingual au-dessus du point où il reçoit la corde du tympan. Tous les physiologistes sont d'accord sur les résultats de l'expérience : constamment la partie antérieure de la langue devient insensible à la douleur; on peut la piquer, la pincer, la brûler sans que l'animal paraisse s'en apercevoir.

Nous relaterons plus haut la fameuse observation de cette malade, à qui un charlatan avait coupé la corde du tympan, et qui, malgré cette lésion, avait conservé parfaitement intacte la sensibilité à la douleur du côté correspondant de la langue.

De nombreux physiologistes ont pratiqué la section des deux glosso-pharyngiens et des deux cordes du tympan : or les animaux ainsi opérés gardaient encore une très-vive sensibilité à la douleur dans les régions antérieures de la langue.

II

Le lingual préside pour une certaine part à la perception des saveurs.

Schiff sectionna les deux glosso-pharyngiens et les deux cordes du tympan sur un chien et sur un chat : dans les deux cas, le goût exploré avec des corps divers, notamment avec de l'acide tartrique et de la coloquinte, se trouva diminué et non aboli.

Prévost (Archiv. de Phys. 1873) aussi a noté dans ses expériences I, IV, V, VII, VIII que la section des deux glosso-pharingiens et des deux cordes du tympan n'entraîne pas l'abolition complète du goût. Les expériences IV et V sont surtout probantes à cet égard, parce que Prévost a complété l'opération par la section des deux linguaux ; or le peu de sensibilité gustative qui subsistait après la section des deux premiers nerfs a disparu après la section des derniers. Prévost explorait le goût avec diverses substances, des acides et de la coloquinte.

Prévost avoue toutefois que, dans son expérience VIII, la section des deux glosso-pharyngiens et des deux cordes du tympan entraîna la perte complète du goût.

Lussana n'admet pas que le lingual prenne la moindre part à la gustation de la partie antérieure de la langue.

Lussana soutient que la section des deux cordes supprime complètement les sensations gustatives, que cette suppression ne manque jamais si l'expérience a été bien réalisée. Mais Lussana avait exagéré l'importance des résultats obtenus. Il est probable que s'il eût exploré ses sujets avec une plus grande attention, ou s'il eût choisi des sujets à goût plus délicat, il eût pu se convaincre que le lingual joue aussi un rôle dans la transmission des impressions gustatives.

Il se base en outre sur l'expérience suivante : section à droite du lingua simple, section à gauche du lingual mixte. Résultats : ni goût, ni sensibilité à la partie antérieure gauche de la langue. Insensibilité, mais goût dans la partie antérieure droite.

Lussana en conclut que la corde du tympan a seule une influence sur le goût et qu'elle ne possède pas de sensibilité générale.

C'est là une exagération; cette expérience ne prouve qu'une chose, l'influence gustative de la corde; mais elle ne démontre pas que cette influence soit exclusive de celle du lingual.

---

c. CORDE DU TYMPAN

I

La corde du tympan a une influenee sur le goût.

Cette influence peut être établie par des preuves nombreuses.

Cl. Bernard fait remarquer que la corde du tympan existe chez les mammifères, qui goûtent le mieux les aliments; « mais ce nerf n'existe pas chez les oiseaux, ni chez les reptiles, où le goût est moins développé et *plus instinctif*, c'est-à-dire limité à l'arrière-bouche, et non pas généralisé et étendu à la partie antérieure de la langue. »

L'hémiplégie faciale s'accompagne souvent d'altération du goût. Il y a déjà longtemps que Caldani de Padoue (1793) a signalé ce symptôme, vaguement, il est vrai, comme on peut en juger d'après ses propres paroles : « Dans le spasme dit cynique, dit-il, où certainement les nerfs de la neuvième paire ne présentent aucune lésion, celle-ci ayant son siége uniquement dans les nerfs de la cinquième paire (?), le sens du goût est complétement aboli. »

Dès que l'attention des cliniciens fut portée de ce côté, les observations se multiplièrent, devinrent plus détaillées; certaines permirent même de penser que la corde du tympan pourrait jouer le principal rôle dans la perte du goût.

Le professeur italien Bellingeri avait déjà eu le mérite d'assigner à la corde du tympan une influence spéciale sur le sens du goût. (*De nervis faciei*, Turin, 1818).

Mais c'est à Cl. Bernard que revient l'honneur d'avoir mis en pleine évidence la relation qui existe entre la paralysie de la septième paire et les troubles de la gustation : « Nous avons déjà insisté, dit-il, sur les symptômes de la paralysie profonde du nerf facial, qu'elle ait été produite par une fracture du rocher, par la carie des os, qui s'observe quelquefois chez les phthisiques, ou par toute autre cause ; l'un de ces symptômes est une altération du goût, qui a été constatée depuis, chez l'homme, par tous les observateurs. (*Physiologie et pathologie du système nerveux*. Paris, 1858.)

Les physiologistes ont analysé, avec le soin le plus minutieux, les cas de paralysie du facial, dans l'espoir d'y trouver quelques éclaircissements au sujet de la véritable origine de la corde du tympan. Leur espoir devait être déçu ; l'origine de la corde devait rester un mystère, comme nous le verrons plus loin ; mais ce qui résulte incontestablement de leurs fines analyses, c'est que l'influence du facial sur la gustation s'exerce par le moyen de la corde du tympan. Schiff a été amené à distinguer trois espèces de paralysie du facial à savoir : 1° celle de sa portion intra-crânienne ; 2° celle de sa portion pétreuse ; 3° celle de sa portion périphérique, après son issue par le trou mastoïdien. — Or, les premières ne s'accompagnent pas d'altération du goût. — Les secondes ne présentent pas non plus d'altération notable de la gustation ; ou, si quelques troubles apparaissent, ils peuvent s'expliquer par une cause indirecte, telle que le défaut d'action des muscles de la joue, rendant moins parfait le contact de la langue avec les substances sapides ; on sait, en effet, que la paralysie du muscle buccinateur amène toujours un grand trouble dans la gustation du côté correspondant. — Au contraire, c'est dans les paralysies de la deuxième espèce, c'est-à-dire dans celles qui portent sur un point du facial où la corde du tympan lui est annexée, que l'altération du goût se montre le plus fréquemment, et avec ses caractères les plus marqués.

Lussana aussi admet que « l'altération du goût, par suite de la lésion de la septième paire, ne peut se réaliser que tout autant que la lésion frappe sur le faisceau entier (après que la portion de Wrisberg s'est identifiée avec lui?), et avant que s'en détache la corde du tympan ; car ce sont exclusivement les lésions de la portion du faisceau nerveux, comprise entre son entrée dans le trou crânien et la moitié de son trajet à travers le crâne, qui produisent le phénomène de l'abolition du goût. D'ailleurs, aucune lésion de la septième paire, dans sa seule partie encéphalique, ou dans sa partie périphérique, après sa sortie du crâne, ne peut donner lieu à l'altération du goût. Voilà pourquoi les hémiplégies centrales, avec paralysie de la face du côté correspondant, les hémiplégies rhumatismales et périphériques ne présentent pas d'ordinaire le symptôme en question. »

L'influence de la corde du tympan est aujourd'hui incontestablement établie par l'analyse de cas de paralysie faciale tellement nombreux, qu'il serait trop long de les mentionner; et dans un travail récent sur la paralysie faciale, Erb a pu donner l'altération du goût comme signe à peu près infaillible de la localisation intra-pétreuse de la lésion.

Il existe aussi un cas pathologique rapporté par Lussana, dans lequel, au dire de ce physiologiste, la corde du tympan aurait été coupée par un charlatan à une malade. Or, cette femme, examinée par Lussana, longtemps après l'accident, présenta à l'examen : abolition du goût, et conservation de la sensibilité tactile et douloureuse du côté correspondant.

L'observation citée par Lussana ne parait pas très-concluante, parce que es lésions ne furent pas limitées à la corde du tympan; le charlatan enfonça trois fois une lancette longue et étroite dans le conduit auditif : il en résulta une douleur si forte que la patiente tomba en syncope. Puis survinrent une hémiplégie gauche avec paralysie de la langue, déviation des muscles de la face, surdité, etc... Il est difficile de déterminer la part qui revient à la corde du tympan dans les symptômes observés par Lussana.

Mais l'influence de la corde me paraît nettement démontrée par plusieurs expériences diversement conçues et entreprises. Claude Bernard opéra la section de la corde du tympan dans l'oreille par un procédé particulier. Il constata une altération du goût consistant dans une diminution et un ralentissement de l'impression gustative.

Lussana sectionna sur un chien : d'un côté le nerf lingual mixte dans la région sons-maxillaire ; de l'autre le nerf lingual simple au-dessus de son anastomose avec la corde du tympan. Il constata que la sensibilité générale était complétement abolie des deux côtés, que le goût n'était conservé que du côté où la corde du tympan avait été elle-même respectée.

Lussana répéta l'expérience de Claude Bernard. Il fit la section des deux cordes et constata aussi chez les animaux ainsi opérés une abolition (?) du goût dans la partie antérieure de la langue. Sur une chienne, à laquelle il avait fait subir préalablement la section des deux glosso-pharyngiens, il prétendit n'avoir rencontré aucune trace de sensibilité gustative.

Schiff, de son côté, sectionna le lingual au-dessus de la corde du tympan sur des chats, auxquels il avait préalablement sectionné les glosso-pharyngiens. Il constata que la sensibilité gustative était simplement diminuée dans la partie antérieure de la langue, mais que la sensibilité générale et douloureuse était complétement abolie. — Sur deux chats même, la faculté gustative se conserva dans *presque toute son intégrité.*

II

Il est douteux que la corde du tympan possède réellement des fibres de sensibilité tactile.

C'est ce que démontre cette dernière expérience de Schiff : la section du glosso-pharyngien et du lingual simple ayant déterminé la perte absolue de la sensibilité tactile et ayant laissé persister le goût dans une certaine mesure et deux fois dans toute son intégrité.

L'excitation de la corde du tympan chez les animaux ne provoque pas les phénomènes réactionnels de la douleur. Moos a recueilli plusieurs cas d'excitation de la corde du tympan chez l'homme; dans lesquels les sujets n'ont pas ressenti autre chose qu'un goût acide à la partie antérieure de la langue. Bien avant lui, Duchenne de Boulogne avait aussi observé que l'excitation de la corde du tympan fait naître un goût métallique dans la partie antérieure de la langue.

Tous les auteurs n'ont pas professé la même opinion. Cusco avait cherché à démontrer anatomiquement que la corde du tympan était une émanation du nerf intermédiaire de Wrisberg, et que l'origine de celui-ci était sensitive.

Morganti lui aussi admit la même opinion, et conclut d'expériences faites plus tard avec Biffi que la corde du tympan est un nerf de sensibilité.

Enfin, Duchenne de Boulogne apporta à cette opinion l'appui de nombreuses expériences. Duchenne galvanisa la corde du tympan par le conduit auditif interne; il analysa un certain nombre de cas de paralysie de la septième paire, et conclut que la corde du tympan concourt *à la sensibilité générale* et à la sensibilité gustative des deux tiers antérieurs de la langue, et que l'intégrité de ce nerf est nécessaire à l'exercice complet des fonctions de cet organe (1).

III

Nature de l'influence exercée par la corde du tympan sur le goût.

Si à peu près tous les physiologistes sont aujourd'hui unis pour reconnaître que la corde du tympan exerce une influence sur le goût, ils divergent encore d'opinion lorsqu'il s'agit d'expliquer la nature de cette influence.

Pour les uns, la corde n'agirait sur le goût que d'une façon indirecte en modifiant les conditions de la gustation.

Pour les autres, la corde aurait sur le goût une action directe, et renfermerait des fibres gustatives propres.

Ceux qui admettent que la corde du tympan n'exerce sur le goût qu'une action indirecte se partagent en deuxcamps. Pour les uns, la corde n'agi-

(1) Duchenne, *Recherches électro-physiologiques et pathologiques* sur les propriétés et les usages de la corde du tympan (*Archives générales de médecine*, 1850).

rait qu'en vertu de propriétés motrices ; pour les autres, elle n'agirait qu'en vertu de propriétés vasculaires.

Nous avons vu que Guarini regardait la corde comme purement motrice et destinée spécialement au muscle lingual; mais que ses expériences ne méritaient aucune créance.

Claude Bernard d'abord expliqua l'influence de la corde du tympan par une action motrice qu'elle exercerait normalement soit sur le muscle lingual, soit sur les papilles elles-mêmes. Plus tard, il modifia son opinion.

« Aujourd'hui (1858), dit-il, des dissections répétées et de nouvelles expériences me portent à admettre que la corde du tympan s'unit avec le grand sympathique sur divers points de son trajet et que peut-être aussi elle agit sur les vaisseaux de la langue. » (Bernard, *système nerveux*).

Plus tard, tout en attribuant toujours à ce nerf un rôle moteur, il modifia ainsi son opinion : « La perturbation de cette influence motrice pourrait agir sur le goût de deux manières : soit en amenant dans les vaisseaux de la langue une perversion de la circulation qui troublerait le goût, soit en exerçant sur l'élément contractile des papilles de la langue une modification qui changerait les phénomènes de leur mise en rapport avec les substances sapides. Il pourrait se faire par ex. que, dans ce dernier cas, l'absorption fût ralentie. »

Et plus loin il ajoute : « Ce qui reste acquis à la science, c'est que c'est par des actions motrices que la corde du tympan exerce son influence sur des phénomènes de nature variée; sur les sécrétions grandulaires, sur la circulation locale, sur les sensations gustatives.

Mais Claude Bernard ne donne pas son interprétation comme parfaitement démontrée, ni comme absolument définitive : « Depuis longtemps j'ai proposé une explication du goût qui est simplement une *interprétation*, et est par conséquent sujette à être remplacée par une autre, le jour où elle sera en désaccord avec de nouveaux résultats observés.

Ce n'est pas par l'influence que la corde peut exercer sur les sécrétions de la langue, qu'elle agit sur le goût. Schiff a constaté que chez les animaux qui montrent un affaiblissement du goût après la section de la corde du tympan, cet affaiblissement est indépendant de l'état d'humidité ou de sécheresse de la langue.

En 1873, M. Vulpian démontrait l'action que la corde du tympan exerce sur les vaisseaux de la langue, action que Cl. Bernard avait seulement entrevue; il démontrait que ce nerf est un vaso-dilatateur. Or, les modifications de la circulation expliqueraient en partie comment les paralysies faciales peuvent troubler le goût, le fonctionnement de la muqueuse étant évidemment influencé par l'état des vaisseaux. L'interprétation de cet habile physiologiste s'impose évidemment à l'esprit, et nous admettons avec lui que :

La corde du tympan exerce sur le goût une influence indirecte, grâce aux modifications qu'elle détermine dans la circulation de la partie antérieure de la langue.

Mais la corde du tympan ne renferme-t-elle pas, en outre, des filets gustatifs, reliant la muqueuse linguale aux centres nerveux ? Plusieurs faits tendent à démontrer qu'il en est ainsi.

Les expériences de Schiff ont nettement démontré que la section des deux glosso-pharyngiens et des nerfs linguaux au-dessus de leur réunion avec la corde du tympan, laisse persister le goût dans la partie antérieure de la langue. Or, il ne devrait pas en être ainsi évidemment, si les cordes du tympan ne jouissaient que d'une influence indirecte, et ne faisaient que modifier les conditions de la gustation.

On retrouve toujours, après la section de la corde du tympan, des tubes nerveux respectés par la dégénerescence dans le bout périphérique. M. Vulpian signalait déjà ce fait dans un mémoire qu'il présentait à la Société de biologie en 1861, page 270. M. Prévost, dans son mémoire sur les fonctions gustatives du nerf lingual (Archives de physiologie, 1873, page 380), écrivait : « après la section complète de la corde du tympan faite, soit dans l'oreille, soit par l'arrachement du facial, nous avons toujours observé, comme on peut le voir dans nos expériences, que la corde du tympan contient quelques fibres saines au niveau de son union avec le lingual. » Ces filets ne peuvent évidemment être que des filets sensitifs, d'après tout ce que nous savons sur la dégénération wallérienne. Mais ces filets sont-ils de véritables nerfs centripètes contribuant pour leur part à la transmission d'une certaine partie des impressions gustatives ? ou bien ne faut-il les considérer que comme des fibres récurrentes remontant de la corde du tympan vers le facial? Nous ne saurions leur accorder cette dernière signification, attendu que toujours le bout central de la corde du tympan a été trouvé complètement sain, un certain temps après la section. Ce fait de l'intégrité constante et complète du bout central de la corde du tympan prouve bien que ce nerf contient des filets sensibles qui lui appartiennent en propre, et que ces filets possèdent plusieurs centres de nutrition. On sait aussi qu'après la section du nerf optique, l'atrophie respecte le tronçon périphérique; on serait peut-être tenté de rapprocher ces deux faits, et d'admettre, comme une loi, que les filets de sensibilité spéciale possèdent à leur périphérie des centres trophiques. Mais il faut bien se garder d'admettre une pareille opinion. En effet, le glosso-pharyngien possède surtout des filets gustatifs; or, les auteurs qui en ont pratiqué la section ont trouvé le bout périphérique de ce nerf complétement dégénéré.

En outre de la raison tirée de l'absence de fibres nerveuses dégénérées dans le bout central de la corde du tympan, on doit invoquer pour écarter la présence de fibres récurrentes dans ce nerf, le défaut de sensibilité de son bout périphérique. Si le lingual envoyait à la corde du tympan des filets récurrents, comme le nerf sous-orbitaire en envoie par exemple aux branches temporale et cervicale du nerf facial, il est évident que l'excitation du bout périphérique de la corde produirait de la douleur qui se traduirait par les phénomènes réactionnels ordinaires, cris, mouvements. Or, l'excitation du bout périphérique de la corde, bien isolée ne détermine que la modification vasculaire et sécrétoire de la glande sous-maxillaire, et la modification circulatoire du côté correspondant de la glande, tous phénomènes bien connus depuis les travaux de Cl. Bernard et de Vulpian.

La corde du tympan possède donc en propre des filets sensibles; reste à déterminer la nature de ces filets, à rechercher s'ils sont dévolus à la sensibilité générale ou à la sensibilité spéciale. On sait que l'excitation du bout central d'un nerf de sensibilité générale détermine de la douleur et des mouvements. L'excitation du bout central d'un nerf de sensibilité spéciale engendre une sensation spéciale, toujours la même quelle que soit la nature de l'excitant et se traduit par des phénomènes réactionnels d'une nature déterminée, par une sécrétion salivaire pour le cas particulier des nerfs gustatifs. Or, l'excitation du bout central de la corde ne produit pas de la douleur, mais provoque une sécrétion salivaire du côté opposé; c'est ce qui résulte d'une expérience encore inédite qui a été pratiquée par M. François Frank en octobre 1877.

Enfin, je rappellerai que l'excitation de la membrane du tympan, dans des cas assez nombreux, faisait percevoir au malade un goût acide à la pointe de la langue.

Concluons donc en disant que la *corde du tympan possède réellement des filets gustatifs, et que par suite elle exerce sur le goût une action directe, en même temps qu'une action indirecte.*

Données sur la véritable origine de la corde du tympan.

La corde du tympan a donc une influence incontestable sur le goût. De plus nous avons vu qu'elle n'exerce aucune action motrice sur les muscles de la langue à l'état normal, qu'elle est le vaso-dilatateur de la langue. Nous savons aussi qu'elle est le nerf excito-sécréteur de la glande sous-maxillaire. On voit donc que les attributs de ce cordon nerveux sont assez différents de ceux du nerf facial.

Le nerf facial et la corde diffèrent encore au point de vue histologique dans une certaine mesure; car les fibres de la seconde sont plus grèles que celles du premier.

Ces différences anatomiques et fonctionnelles ont fait naître la pensée que la corde du tympan malgré sa connexité avec le facial pouvait bien avoir une origine distincte de celle des fibres motrices de ce nerf. Deux hypothèses principales ont été émises au sujet de la véritable origine de la corde.

Dans la première, on admet que la corde du tympan provient du nerf intermédiaire de Wrisberg; or, pour les uns, ce nerf serait la racine sensitive du facial; pour d'autres une racine bulbaire du grand sympathique; pour d'autres enfin un filet erratique du glosso-pharyngien.

Dans la seconde hypothèse la corde du tympan n'a plus aucun rapport avec le nerf intermédiaire de Wrisberg, ni avec le nerf glosso-pharyngien. Ce rameau nerveux serait formé de fibres provenant du nerf trijumeau, et allant par un trajet plus ou moins compliqué, plus ou moins bien déterminé, rejoindre le nerf facial dans l'aqueduc de Fallope au niveau du ganglion géniculé.

Quelle est celle de ces suppositions qui doit-être tenue pour vraie? La discussion des faits allégués par les uns et les autres nous conduit-elle à une conclusion légitime qui nous permette de pendre parti? C'est ce que nous allons examiner brièvement; et, de cet examen, il résultera, je puis malheureusement l'avouer dès le début, que la science est mal fixée sur ce poin délicat de physiologie.

Hypothèse I.

Les nerfs gustatifs des parties antérieures de la langue quittent l'encéphale avec les racines du trijumeau et non avec celles du facial.

Cette hypothèse a été mise en avant pour la première fois par M. Schiff; et M. Vulpian, dans un de ses mémoires présentés à l'Académie des sciences en avril 1878, semble pencher vers l'opinion du physiologiste italien.

Schiff se base sur l'expérimentation et sur la pathologie.

La section intra-crânienne du trijumeau faite sur les animaux abolit, d'après lui, toute espèce de sensibilité dans la partie antérieure de la langue.

Certaines observations cliniques lui ont montré aussi que les lésions du ganglion de Gasser s'accompagnent d'abolition du goût dans la partie antérieure de la langue.

M. Vulpian entreprit de nombreuses expériences, pour chercher quelle influence aurait sur la corde du tympan la section intra-crânienne du trijumeau. C'est sur des lapins qu'elles ont été instituées; bien que nombreuses, elles ne lui ont donné que peu de résultats significatifs parce que plusieurs animaux sont morts trop peu de jours après l'opération, pour que les nerfs coupés aient pu présenter des altérations bien nettes, ou parce que, chez certains d'entre eux, la section du nerf était loin d'être complète.

Une autre raison à joindre à celle-ci, c'est que sur plusieurs lapins, le nerf facial a été coupé ou contusionné, en même temps que le nerf trijumeau était sectionné.

Voici les résultats obtenus dans le cas où le nerf trijumeau ayant été bien coupé à l'intérieur du crâne, les animaux ont vécu au moins 8 à 20 jours. Lorsque le nerf facial a été coupé ou contusionné en même temps que le nerf trijumeau, constamment les fibres de la corde du tympan ont été trouvées altérées, suivant le temps écoulé depuis le jour de l'opération.

Lorsque le nerf trijumeau a été seul intéressé, les résultats ont varié, probablement suivant que la section était plus ou moins complète. M. Vulpian a rencontré beaucoup de difficultés pour couper le nerf trijumeau dans le crâne, sans faire de délabrement mortel.

Presque toujours, sinon toujours, une branche ou une autre du nerf a échappé à la section.

Toutefois il a pu dans un cas, couper le trijumeau, sauf une partie de la branche maxillaire supérieure, et respecter le facial. Or dans cette expérience, la corde du tympan était complétement altérée. Le facial au contraire, était complétement sain, soit en deçà du ganglion géniculé, soit dans ses branches. M. Vulpian incline donc à penser que la corde du tympan provient du trijumeau; mais il avoue que toutes les incertitudes de la question ne lui paraissent pas encore complétement dissipées.

M. Vulpian s'est contenté de dire d'une façon générale, que les fibres de la corde du tympan dérivaient du nerf de la cinquième paire; mais il n'a pas cherché à établir le trajet de ces fibres. M. Schiff a été plus audacieux, ou nous pouvons le dire, plus téméraire.

Pour Schiff, les *fibres gustatives de la langue ne seraient pas contenues dans la troisième racine du trijumeau*; car il aurait pu couper chez certains animaux tous les filets qui entrent dans la périphérie inférieure et postérieure du lingual et du maxillaire inférieur, et il aurait constaté dans trois cas l'abolition totale de la sensibilité gustative, avec persistance tout à fait normale de la sensibilité tactile et douloureuse. A l'autopsie il constata l'intégrité de tous les rameaux appartenant originairement à la troisième branche du trijumeau. Il conclut de cette expérience que les *rameaux anastomotiques*, qui se réunissent avec la partie supérieure du lingual et du maxillaire inférieur pour lui communiquer la sensibilité gustative, *ne sont pas contenus originairement dans la troisième branche du trijumeau.*

On peut objecter à cette première partie du travail de Schiff, que la section intra-crânienne de la cinquième paire, determine la désorganisation de la muqueuse linguale, et y rend impossible l'exercice du goût.

M. Vulpian s'est mis à l'abri de cette objection en étudiant les effets de la section seulement sur la nutrition de la corde; car il ne tire ses conclusions que de la dégénération Wallérienne.

M. Schiff se croit autorisé à dire que *les filets gustatifs passent dans la deuxième branche du trijumeau*, parce que après avoir sectionné cette branche au-dessus de l'origine des rameaux qui se rendent au ganglion sphéno-palatin, il aurait constaté l'intégrité parfaite de la sensibilité tactile et douloureuse, et l'abolition totale du goût, surtout pour les acides ;

Il admet en outre que de là *ils se rendent dans le ganglion sphéno-palatin*, parce qu'il aurait constaté les mêmes résultats, en sectionnant les rameaux de communication entre la deuxième racine et le ganglion indiqué (1);

(1) L'altération du goût observée par Schiff devait être rapportée à l'innervation de la petite surface du voile du palais, laquelle, comme le fait observer Longet, signalée par M. Vernière, mais surtout bien circonscrite par Guyot, est sup-

Que du ganglion sphéno-palatin ils entrent dans le nerf vidien, parce que la section de ce nerf et l'extraction partielle du prolongement postérieur du ganglion sphéno-palatin lui-même, avait encore déterminé l'abolition totale du goût, surtout pour les acides.

Schiff admet aussi que les fibres gustatives puissent aller du ganglion sphéno-palatin au lingual par le nerf sphénoïdal. On a, dit-on, rencontré chez le chien un rameau reliant le ganglion sphéno-palatin à la partie supérieure de la troisième branche du trijumeau et c'est à ce rameau qu'on a donné le nom de *nerf sphénoïdal.* Rien de pareil n'existe chez l'homme.

Mais cette dernière partie du travail de M. Schiff, dans laquelle il cherche à déterminer le trajet des fibres gustatives, est complétement renversée par des observations cliniques et par certaines expériences réalisées par Alcook, et surtout par MM. Prévost et Vulpian.

Lussana cite quelques cas de lésions de la seconde branche du trijumeau, avec conservation du goût dans la partie antérieure de la langue.

Alcook (de Dublin) avait pu déjà faire l'ablation du ganglion sphéno-palatin, sans déterminer l'abolition du goût.

Mais c'est surtout à M. Prévost que revient l'honneur d'avoir renversé définitivement les affirmations de M. Schiff.

Prévost, en effet, a réalisé, dans une série d'expériences, l'ablation des deux ganglions sphéno-palatins sur des animaux auxquels il avait préalablement sectionné les deux glosso-pharyngiens, et il a toujours constaté la conservation du goût de l'extrémité de la langue. Il pouvait même, en outre, sectionner les deux cordes du tympan sans obtenir l'ageusie; celle-ci demandait, pour être complète, la section complémentaire des linguaux.

M. Prévost, étudiant les altérations anatomiques consécutives à l'ablation du ganglion sphéno-palatin, n'a jamais constaté non plus l'altération du nerf grand pétreux superficiel, qui eût été nécessaire dans l'hypothèse de Schiff, puisque c'est par l'intermédiaire de ce nerf que le trijumeau fournirait au facial les fibres qui doivent s'en séparer pour former la corde du tympan.

M. Vulpian a répété l'ablation du ganglion sphéno-palatin, et il a obtenu les mêmes résultats que M. Prévost. Il a porté spécialement aussi son attention sur les troubles nutritifs, qui pourraient résulter de cette ablation, dans la corde du tympan; mais jamais il n'a pu trouver une seule fibre dégénérée dans cette corde.

On peut donc affirmer que les filets gustatifs de la partie antérieure de la langue ne passent pas par la deuxième branche du trijumeau, et ne se mettent nullement en rapport avec le ganglion sphéno-palatin.

posée emprunter ses filets gustatifs aux nerfs palatins. Le voile du palais doit être même mieux impressionné que la pointe de la langue par les substances alimentaires, parce que le bol est comprimé au passage de l'isthme.

Lussana même n'hésite pas à faire dériver la corde du tympan d'un tout autre point que le trijumeau; il se fonde sur deux observations de paralysie ds la cinquième paire avec perte du tact, mais conservation du goût dans la partie antérieure de la langue.

M. Grasset, professeur agrégé à la Faculté de médecine de Montpellier, a relaté aussi un cas dans lequel le goût était aboli dans la partie antérieure de la langue, tandis que la sensibilité générale était conservée (1).

Mais on peut reprocher à ces observations de n'avoir pas été suivies d'autopsie.

Hypothèse II.

La corde du tympan proviendrait du nerf intermédiaire de Wrisberg.

Les physiologistes qui admettent cette opinion se fondent sur les observations, très-nombreuses aujourd'hui, de paralysie intra-pétreuse du facial coïncidant avec la perte du goût dans la partie antérieure de la langue.

Duchenne, Claude Bernard, Lussana ont insisté sur ce fait; ils ont fait voir que la perte de goût était constante lorsque la paralysie portait sur le facial après qu'il s'était adjoint le nerf de Wrisborg.

Mais ces faits d'ageusie dans les cas de paralysie du facial avec lésion intra-pétreuse ne prouvent qu'une chose, l'influence de la corde du tympan sur le goût. Et elles ne sauraient nous faire présumer la véritable origine de ce rameau, puisque le facial a déjà reçu aussi le grand pétreux superficiel.

M. Vulpian aussi a cherché si la corde du tympan émanait du nerf de Wrisberg; il a sectionné nombre de fois le nerf facial et l'intermédiaire à leur entrée dans le trou auditif interne. L'examen histologique du facial et de la corde était pratiqué de 10 à 20 jours après l'expérience; or, tandis que toutes les branches périphériques du facial étaient trouvées dans un état atrophique plus ou moins avancé suivant le temps écoulé depuis le jour de l'opération, les fibres nerveuses de la corde du tympan, à l'exception d'un très-petit nombre, de 5 à 10 tout au plus, étaient constammment dans l'état le plus sain. Il ajoute que dans ce cas le grand pétreux superficiel était altéré, il contenait cependant quelques rares fibres saines.

Sur d'autres chiens, il a pu couper le nerf facial près de son origine réelle au-desous du plancher du 4e ventricule : les résultats ont été absolument les mêmes. Toutes les fibres des ramifications périphériques du nerf facial examinées plusieurs jours après l'opération offraient des degrés variés d'altération atrophique, suivant que l'animal avait survécu plus ou moins longtemps. La corde du tympan, comme dans les cas précédents, demeurait entièrement saine et ne contenait qu'un nombre tellement faible de fibres, qu'on ne parvenait à les apercevoir qu'avec d'assez grandes difficultés ;

(1) Grasset, *Montpellier médical.*

De cette série d'expériences, on pourrait être tenté de conclure que la corde du tympan ne provient ni du nerf facial proprement dit, ni du nerf intermédiaire de Wrisberg. Mais une telle conclusion serait discutable. Il se peut, en effet, que la corde du tympan, bien qu'émanant en réalité du nerf facial ou du nerf intermédiaire de Wrisberg, ait pour centre trophique le ganglion géniculé, lequel remplirait à l'égard de ce rameau nerveux le rôle que jouent les ganglions des racines postérieures par rapport à ces racines. On s'expliquerait facilement s'il en était ainsi pourquoi les sections du nerf facial et du nerf intermédiaire pratiquées au niveau du point où ces nerfs pénètrent dans le trou auditif interne et par conséquent entre le ganglion et le bulbe rachidien, n'ait pas pour conséquence l'altération de la corde du tympan. M. Vulpian termine en disant que les expériences qui précèdent ne peuvent lui fournir une réponse décisive à la question des origines de la corde.

L'opinion de ceux qui font provenir la corde du tympam du nerf de Wrisberg peut être considérée comme ébranlée, mais non renversée. Nous pouvons donc énumérer les hypothèses relatives à ce nerf.

1° Constitué par plusieurs radicules qui naissent du bulbe rachidien entre le facial et l'auditif, ce nerf serait une racine sensitive du facial, qu'il irait rejoindre après avoir traversé le ganglion géniculé. Telle était l'opinion de Bischoff et de Cusco, qui considéraient en outre le ganglion géniculé comme analogue aux ganglions rachidiens des racines postérieures. Claude Bernard s'est attaché à démontrer que cette hypothèse ne pouvait être soutenue ni anatomiquement ni physiologiquement : anatomiquement, elle n'est pas soutenable, car il faut forcer les analogies pour comparer le ganglion géniculé au niveau duquel partent des rameaux nerveux, aux ganglions rachidiens au niveau desquels ne se détache aucune branche nerveuse périphérique; physiologiquement elle est également insoutenable, car le nerf intermédiaire n'a pas de propriété sensitive d'après Claude Bernard.

2° Aussi ce physiologiste tend-il à la considérer comme une racine bulbaire du grand sympathique. (On se rappelle que Longet avait voulu faire du nerf de Wrisberg le nerf moteur tympanique).

3° « Un illustre italien, Scarpa, avait constaté que le nerf intermédiaire de Wrisberg a sa naissance à côté du glosso-pharyngien (*Œuvres diverses*, Florence, 1858, 4e partie, chap. 3, p. 461). Scarpa avait donc démontré la communauté d'origine de la portion sensitive de la septième paire et du glosso-pharyngien, ce qui plus tard a été mis hors de doute par Barbarisi. » Telles sont les paroles que l'on trouve dans le mémoire de Lussana sur les nerfs du goût. Ce physiologiste se range à l'opinion de ses compatriotes.

C'est aussi à cette dernière manière de voir que M. Mathias Duval a été conduit tout récemment par ses intéressantes recherches sur l'origine réelle des nerfs crâniens.

Hypothèse III.

Un auteur allemand fait provenir les fibres gustatives du facial de ses anastomoses périphériques; Stich affirme avoir constaté des troubles de la gustation dans des cas où la cause de la paralysie faciale siégeait plus bas que l'origine de la corde du tympan, en un mot dans les paralysies de cause externe. Il formule donc l'hypothèse que les fibres gustatives en question suivent pour aller de la langue vers les centres nerveux le trajet suivant : corde du tympan, facial de dedans en dehors, anastomoses périphériques du facial et du trijumeau et finalement trijumeau.

Mais les expériences chez les animaux n'ont pas confirmé cette manière de voir, et l'on peut supposer que dans les quelques cas cliniques observés par Stich, les désordres pathologiques et notamment les tumeurs et les diverses dégénérescences avaient pu s'étendre jusque dans l'aqueduc de Fallope et atteindre la corde du tympan qui se détache de la septième paire très-près de l'orifice inférieur de ce canal inflexe. De plus, Stich ne parait pas avoir bien distingué ce qui dans les troubles du goût qu'il a observés tenait à une véritable paralysie des nerfs gustatifs ou pouvait tenir à un défaut d'adaptation dans les organes accessoires aux fonctions de gustation.

Hypothèse IV.

Enfin, comme si toutes les hypothèses possibles devaient se produire sur le trajet des fibres gustatives de la partie antérieure de la langue, M. Auguste Carl a été conduit par l'observation de phénomènes observés sur lui-même à émettre une opinion nouvelle :

« Atteint dès son enfance d'une scarlatine suivie d'otorrhée, il a été mal soigné et ne s'est présenté qu'à l'âge de seize ans, chez Tröltsch, qui a constaté l'état suivant : La membrane du tympan est détruite, l'ouïe considérablement diminuée et l'oreille moyenne est remplie de détritus provenant de la carie des parties osseuses.

Souvent en nettoyant l'oreille avec une boulette de coton, Carl a senti des picotements sur le côté correspondant de la langue; mais jamais il n'a obtenu de sensation de saveur. Un examen pratiqué à ce sujet par le professeur Fick, fit constater que la langue elle-même avait perdu dans sa partie antérieure la sensibilité gustative. Cette paralysie gustative est limitée à droite par la ligne médiane de la langue et en arrière par les papilles corolliformes. La sensibilité tactile, et en général le fonctionnement du facial et du trijumeau sont complètement intacts. De même, on a pu constater par la régularité de la sécrétion salivaire que la corde du tympan n'avait pas été lésée dans la cavité tympanique. »

L'auteur admet que le nerf lésé chez lui doit avoir été le nerf de Jacobson. Ce nerf fournirait d'après Carl, les filets gustatifs qui accompagnent la corde du tympan ; et comme il est situé immédiatement sous la muqueuse de la caisse, il est plus que probable qu'une otite suppurative ayant existé depuis environ dix-sept ans, ait pu détruire ce rameau nerveux.

Voici quelle serait, d'après cette interprétation, le trajet des filets gustatifs de la portion antérieure de la langue :

Ils pénètrent d'abord dans le rameau lingual du trijumeau ; une partie se rend au glosso-pharyngien en passant par le ganglion otique, le petit pétreux superficiel, le plexus tympanique et le ganglion pétreux ; l'autre partie se rend dans la corde du tympan, traverse la caisse tympanique pour se joindre au facial ; puis, arrivée au ganglion géniculé, elle se joint au plexus tympanique et traverse une seconde fois la caisse pour se joindre au glosso-pharyngien.

Cette hypothèse fait bien comprendre pourquoi la corde du tympan ne donne plus de sensation gustative lorsque le plexus tympanique a été lésé et pourquoi, dans ces conditions, l'excitation de la corde du tympan ne cesse pas de provoquer des picotements, ni d'activer la sécrétion salivaire. (R. S. M. 1876.)

TABLE DES MATIÈRES

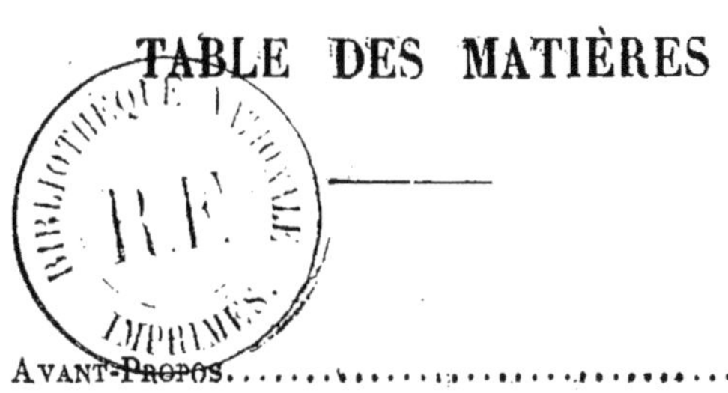

PREMIÈRE PARTIE

MODES DE TERMINAISON DES NERFS DANS LA LANGUE

DEUXIÈME PARTIE.

DISTRIBUTION DES NERFS DANS LA LANGUE.

Paris. — Typ. Collombon et Brûlé, rue de l'Abbaye, 22.

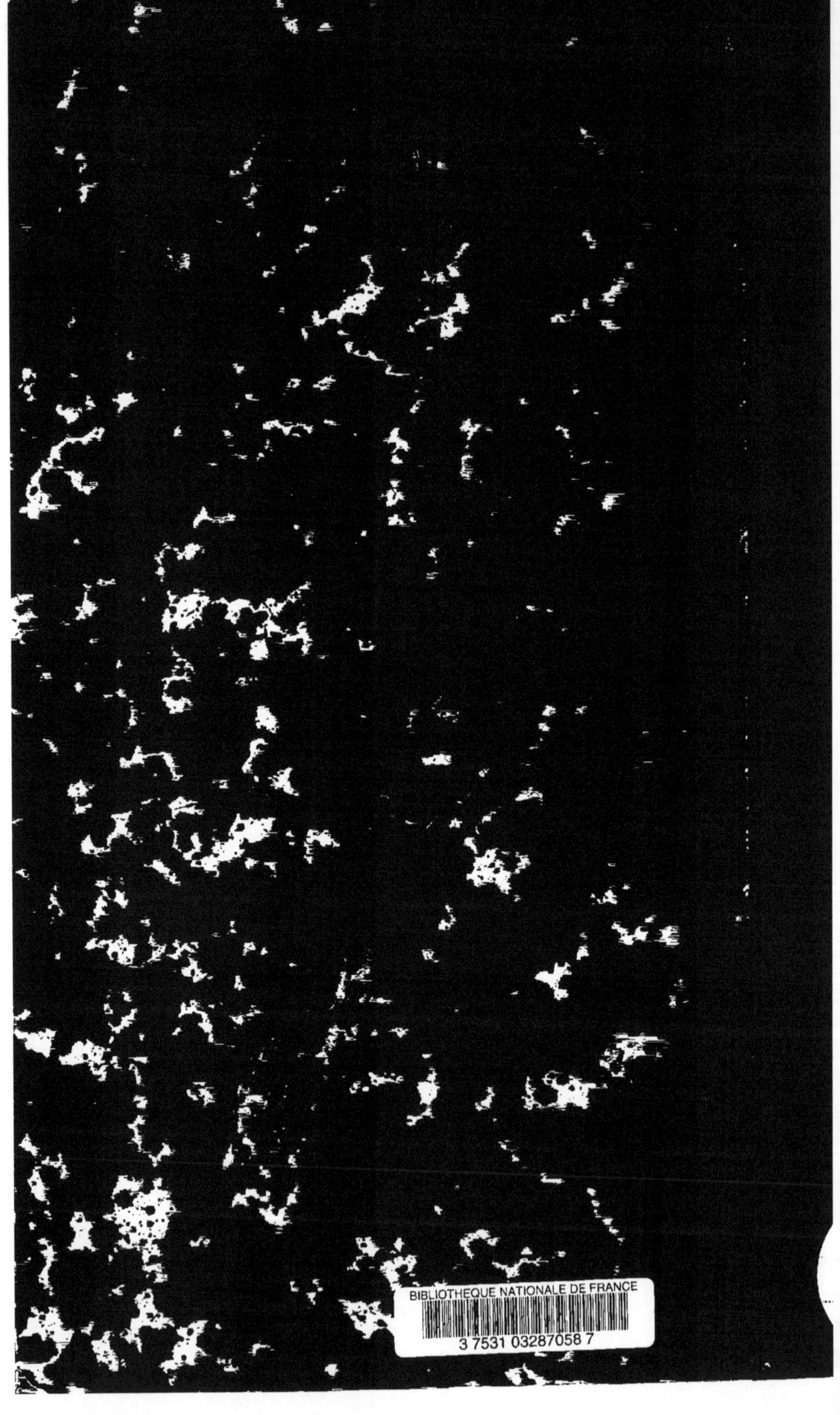

www.ingramcontent.com/pod-product-compliance
Ingram Content Group UK Ltd.
Pitfield, Milton Keynes, MK11 3LW, UK
UKHW012052240726
13965UKWH00003B/1237

9 782011 791214